フォシャール関連年表

西暦	年齢	フォシャール関連事項
1678	0歳	ブルターニュに生まれる
1693	15歳	海軍外科軍医見習いとなる
1696	18歳	アンジェで開業トゥール，ナント，レンヌなどを巡回診療
1719	41歳	パリ，コメディ・フランセーズ通りで開業
1723	45歳	『歯科外科医』初版の原稿がほぼ完成
1728	50歳	『歯科外科医』初版発行
1729	51歳	エリサベート・ギユメット・シュマンと結婚
1730	52歳	初版を献じたドダール死去
1733	55歳	『歯科外科医』初版のドイツ語版発行
1734	56歳	グラン＝メニル城購入
1737	59歳	息子ジャン＝バティスト誕生
1739	61歳	妻エリザベート死去
1741	63歳	フォシャールは診療を止めたとの噂が流れる
1746	68歳	『歯科外科医』第2版発行
1747	69歳	グラン・コルドゥリエ通りに転居，カトリーヌ・ルスロと結婚
1760	82歳	義弟デュシュマン死去
1761	83歳	3月21日自宅にて死去
1786	—	『歯科外科医』第3版発行

1936	—	ピエール・フォシャール・アカデミー設立
1941	—	ワインバーガー著『概説 ピエール・フォシャール歯科外科医』発行
1946	—	『歯科外科医』第2版の英語版発行
1961	—	ブソンブル，ダジャン著『解説 近代歯科医学の父，ピエール・フォシャールとその同時代人』発行
1986	—	『歯科外科医』第2版の日本語版発行
2013	—	『歯科外科医』第2版の韓国語版発行

※ 年表は訳者作成

概 説

ピエール・フォシャール 歯科外科医

近代歯科医学の端緒，最初の歯科医学書
および 200 年前の歯科医に関する論述

ベルンハード・W. ワインバーガー 著

髙山　直秀 訳

時空出版

Copyright 1941 by B. W. Weinberger, D. D. S.
PIERRE FAUCHARD ACADEMY
MINEAPOLIS, MINESOTA
1941

序文
ジェイムズ・J. ウォルシュ医学博士

ピエール・フォシャール・アカデミー
ミネアポリス, ミネソタ州, 米国
1941 年

Pierre Fauchard
SURGEON-DENTIST

A BRIEF ACCOUNT OF THE BEGINNING OF MODERN DENTISTRY, THE FIRST DENTAL TEXTBOOK, AND PROFESSIONAL LIFE TWO HUNDRED YEARS AGO

BERNHARD W. WEINBERGER, D.D.S.

with an introduction by

James J. Walsh, M.D.

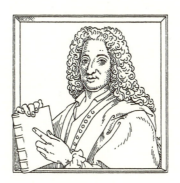

PIERRE FAUCHARD ACADEMY
MINNEAPOLIS, MINNESOTA
1941

原著のトビラ

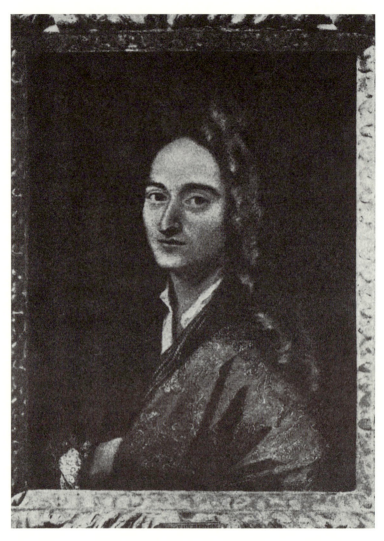

ピエール・フォシャール
1726年に描かれた肖像画,ジョルジュ・ヴィオー博士所蔵,パリ,フランス

目　次

序（ジェイムズ・J. ウォルシュ博士）　iii
はじめに　vii

第1章　フォシャールの登場……………………………………… 1
第2章　歯科専門職への修練……………………………………… 12
第3章　フォシャールの生涯……………………………………… 17
第4章　最初の歯科学教科書の原稿……………………………… 29
第5章　歯科を専門職として確立した本………………………… 36
第6章　歯科教育の先駆者………………………………………… 41
第7章　『歯科外科医』— 18世紀における歯科の知識………… 47
第8章　『歯科外科医』記述対象となっている主題…………… 56
第9章　フォシャールと解剖学…………………………………… 62
第10章　フォシャールと齲蝕および歯痛………………………… 67
第11章　フォシャールと抜歯および歯科手術…………………… 74
第12章　フォシャールと歯列不正歯の矯正……………………… 79
第13章　フォシャールと歯槽膿漏………………………………… 85
第14章　フォシャールと歯の充塡………………………………… 89
第15章　フォシャールと義歯……………………………………… 95
第16章　フォシャールの恩恵……………………………………… 105

原著者の文献リスト　108
訳者の参考文献　112
訳者あとがき　113

図版目次

(口絵 1) 原著のトビラ
(口絵 2) ピエール・フォシャール
図 1. 18世紀の巡回歯科医 ………………………………………… 3
図 2. 解剖供覧用円形講堂 ………………………………………… 5
図 3. フォシャールの胸像（ポランによる）…………………… 7
図 4. フォシャールの胸像（ゲリニのための）………………… 15
図 5. サン・コーム外科学校の周辺図, 1735年 ………………… 19
図 6. コルドゥリエ通り …………………………………………… 21
図 7. サン・ミッシェル大通り …………………………………… 21
図 8. フォシャールの「グラン＝メニル」の城 ………………… 23
図 9. フォシャールの葬儀通知書 ………………………………… 23
図 10. ドゥ・ラ・フォンデの名刺 ………………………………… 26
図 11. フォシャールの手稿 ………………………………………… 31
図 12. フォシャールの手稿，別の2頁 …………………………… 33
図 13. 『歯科外科医』初版と独語版の表題頁 …………………… 37
図 14. フォシャールの銅版画。ル・ベルが画き，スコタンが板刻 ……… 43
図 15. フォシャールの肖像画（V. ブラッターによる）………… 49
図 16. 解剖学円形講堂 ……………………………………………… 66
図 17. 齲窩搔爬用器具と抜歯器具 ………………………………… 69
図 18. フォシャールが用いた器具 ………………………………… 78
図 19. フォシャールの弓錐 ………………………………………… 91
図 20. ジュルダンの拡孔器 ………………………………………… 91
図 21. フォシャールの弓錐，著者所有の複製品 ………………… 91
図 22. 結紮糸用ペンチおよびブルデの回転歯鍵 ………………… 99
図 23. フォシャールの義歯 ………………………………………… 101

序

　20世紀への変わり目に米国ではすでに世界最高水準の歯科医療がなされていたことを，我々は非常な誇りとしていた。この若い西側の共和国は，歯科医療に特別の貢献をし，この応用医科学を完成させるよう運命づけられているように思われた。歯科医療は今日すでに発展を遂げて，これまでに新しい有益な職業が生み出されている。

　20世紀初頭，歯科医療は若い人が就業当初から生計を立てられると確信できる数少ない職業の一つと言われていた。大学は，歯学部を新設したり既存の歯科専門学校を吸収したりした。我々はまさにこれらの歯科大学を，まだ米国の医科大学と同等とは言えなかったとしても，誇りに思っていた。また同時に，我々自身が歯科領域の指導的立場にあることを誇らしく思っていた。

　20世紀初頭に，歯科医たちは自分の職業の歴史に関して知っておくべきことはすべて知りたいという歴史指向を十分に持ち合わせていた。とはいえ歯科医も含めて，大多数の人々は，歯科医の祖先はあまり遠くない昔に各地を巡回しながら単なる手仕事として歯の治療をしていた者たちだと思い込みがちであった。しかし，ほんの少し医学の歴史を学ぶだけで，歯科医術が技術的にも科学的にも成果をあげていた時期が少なくなかったという事実を知ることができる。たとえば，15世紀のヨーロッパ世界は，ルネッサンスによりギリシャ語やラテン語の文献の一部を知ることになったが，ルネッサンス期の外科医アルコリのジョヴァンニ[*1]は，古代の歯科医がその時代における応用科学の熱心な実践者であり，彼らによっていかに多くのことがなされたかを指摘した。

　また，紀元前のローマで施行されていた十二表法[*2]は，金を遺体とと

もに埋めることを禁じていたが，歯に固定されていた金は例外とされていたことが明らかになっている。もし，金で遺体を飾ることが習慣になっていなければ，このような法律は制定されなかったであろうが，歯への使用が例外的に認められていたことは，金を歯科治療に用いることが歯科医療の中で，また人々の生活の中で十分確立されていたことを示唆している。

さらに興味深いことには，これより一世代前のエトルリア[*3]の墳墓が発掘され，そこから多数の金を使用した義歯が発見された。これは歯科技術が高度に発達していたことを伺わせるものである。現在エトルリアの言語を知る学者はいないものの，こうした見事な義歯およびその他の遺物はエトルリア人が高度の文明を持っていたことを示唆している。確かに，彼らは歯の補綴において繊細な芸術的手腕を見せ，現代歯科医療の多くを先取りしていた。

古代エトルリア文明が衰退したのち数世紀を経て，フランスの歯科医，ピエール・フォシャールが，孤軍奮闘して現代歯科医療の創設者となった。彼の記念すべき著書『歯科外科医あるいは歯科概論』は当時の歯科領域の学識をすべて前進させ，現代歯科医療における一般的治療法のほとんどすべてを先取りした。このフォシャールの貴重な著書が，本書の主題であり，これをワインバーガー博士[*4]が簡潔かつ完璧に述べている。

医学の歴史は偉大な歴史家によって十分適切に語られてきたが，歯科医療の歴史は歴史家の手によって十分には扱われていない。歯科医療の歴史がおざなりにされていては医学の歴史も完全なものにはなりえない。この点にワインバーガー博士の著作の価値がある。本書は，未だ多くの検討を必要としている医学史の分野に貢献するものである。博士は語るべき点を十分に語っている。本書では癒しの術としての歯科医療の役割および歯科学と医学の相互関係が強調されている。

ピエール・フォシャール・アカデミー[*5]が本書の刊行を企画するにあ

たり，会の名称として掲げた人物の足跡を綿密に追った。なぜなら，ピエール・フォシャールは，現代実地歯科の先駆者であるばかりでなく，現代歯科学術書の創始者でもあるからである。彼は歯科技術を体系的，科学的に紙面に書き留めた最初の人物である。フォシャールを通して現代歯科学術書は生まれた。本アカデミーは，フォシャールと目標を同じくするものであり，したがってフォシャールの生涯と業績に関する知見を増やすことにやぶさかではない。フォシャールも，自らの職業および職業倫理を受け継ぐ子孫を誇りに思っていることであろう。

米国ニューヨーク市
　　　　　　　　　　　　　　ジェイムズ・J. ウォルシュ M.D.[*6]

＜原綴と訳注＞
*1　Giovanni of Alcoli（-1484）　ボロニャ大学，後にパドヴァ大学の医学，外科学教授．歯の金充填を初めて述べたことで知られる．本文中では John of Alcoli と記されている．
*2　十二表法の制定以前のローマでは法知識は貴族に独占されており，それに対する平民の不満は強く，成文法への要求が強まった．このため貴族側もその作成を約束し，紀元前451年に十の法が制定され，翌年に二つの法が追加された．定められた法は12枚の銅板に刻んで公布された．
　　十二表法の第十表の3には「火葬の際に金を燃やしてはいけない．ただし歯と金がくっついており，ともに火葬または埋葬される場合は罪にならない」と記されている．
*3　紀元前8世紀から紀元前1世紀ごろにイタリア半島中部にあった都市国家群．ローマに征服された後にエトルリア語は廃れ，死語になっている．
*4　Bernhard Wolf Weinberger, D.D.S.（1885-1960）　1885年米国，コロラド州に生まれる．高校卒業後，Colorado College of Dental Surgery で1年間学んだのち，Pennsylvania大学に移り，1908年にD.D.S.の学位を得た．1909年 Angle School of Orthodontia で矯正歯科を修めたのち，Frank A. Gough 博士とともに働く．1913年ニューヨーク市にて歯科矯正専門医を標榜して開業し，45年間続けた．この間いくつかの大学で歯科医史学の講義を担当し，米国歯科医師会などの役職を務めた．代表的な著書に *Orthodontics, an Historical Review of Its Origin and Evolution*（1926年），*Introduction to the History of Dentistry*（1948年）がある．
*5　The Pierre Fauchard Academy．1936年に米国ミネソタ州の歯科医師 Elmer S. Best 博士により，近代歯科医学の鼻祖，フランスのピエール・フォシャールの名を冠して設立された．医道の高揚と研鑽を計り，歯科医学の発展と向上を期することを目的とする，名誉を重んじる歯科医による国際的組織である．（ピエール・フォシャール・アカデミー国際歯学会日本部会のホームページより）現在は日本をはじめ世界各国に支部を持つ．
*6　James Joseph Walsh, M.D., Ph.D.（1865-1942）　1865年米国ニューヨーク市に生まれる．Fordham College を1884年に，Pennsylvania大学を1895年に卒業．パリ，ウィーン，ベルリンなどに留学したのち，ニューヨーク市に住む．長らく Fordham 大学医学部で神経病学教授や学部長を務めた．

はじめに

　ピエール・フォシャールの生涯と業績に関しては，1904 年にはじめてヴィオーが発表した論文以降，多数の文献が集積されている。当初，医学・歯科学の文献は，多くの研究者がそれぞれ最良と考えた見解を一冊の総説本にまとめることが著者の目的になっていた。多くの著作は，当時も現在も，原著の性質を有さないものの，我々の資料の中で重要な位置を占めている。ヴィオー[*1]は 1892 年にフォシャールの手稿を発見していたが，当時は何らかの理由により，1901 年に彼が公表した『歯・口腔疾患に関する実地指針と処方』[*2]の 3 頁に載せた簡単な引用を除いて，手稿に関して記述することも，手稿の存在を知らせることもしなかった。1904 年にセントルイスで開催された第 4 回国際歯科学会で，ヴィオーは「ピエール・フォシャールの肖像画」に関して発表したが，この時も手稿に関しては何も述べなかった。1923 年にはじめてジョルジュ・ダジャン[*3]が，彼は歯科医ではなかったが，歯科学雑誌 "La Semaine Dentaire" と共同して手稿を再発見し，手稿に対する歯科医の注意を喚起した。私は，1923 年の夏に幸運にも手稿を調査することができ，同時に私自身が，1812 年頃にマルジョランが手稿をパリ大学医学部図書館に寄託したのちに，手稿を見た 3 人目であることを知った[*4]。

　1923 年以降，ヴィオーはフォシャールの手稿および生涯に関する重要な論文を寄稿した。ヴィオーが調べきれなかった点をジョルジュ・ダジャンが調査して大成功を収めた。現在，我々が得ているフォシャールの誕生年，私生活の多く，住居，所有地，そして埋葬場所に関する知見は，これら両名の努力によるものである。

1904年以降に，歯科医史学分野においてフォシャールおよびその活動に関して見るべき成果が出されてはいるが，その多くは当時の断片的な知識に基づいており，新たな知見を集める努力はなされていない．本書の主な目的はこの点を改善することにある．

　1904年のマクマヌス[*5]に始まり，トルーマン[*6]，コッホ[*7]，カーク[*8]，トルプ[*9]など多くの歴史家がフォシャールに関する諸問題で貢献してきた．これらの著述では，別の研究者の見解とヴィオーの論文が無意識のうちに混入しており，同じ内容の文章が多くの著書に繰り返し述べられていることが分かる．このため，それらを個々に賞讃することは不可能に近い．それゆえ，私はすべての先人に感謝の意を表したい．私の努力は単に編纂者の努力でしかなかったのだから．

　これまでのフォシャール関連資料を全部記録すると，文献目録があまりに膨大になると思われたので，文献を整理して掲載した．この目録が関連文献をさらに読みたいと思う方々の助けとなれば幸いである．

　米国ニューヨーク市
　　　　　ベルンハード・ウォルフ・ワインバーガー

<原綴と訳注>

* 1 Georges Viau（1855-1939）フランスの歯科医で，歯科医史，特にフォシャールの研究家。また絵画彫刻の収集家でもあった。
* 2 *"Guide pratique et formulaire pour les maladies de la bouche et des dents"*
* 3 George Dagen（1886-1968） フランスの歯科医史，特にフォシャールの研究で多くの業績を残した。
* 4 Viau と Georges Dagen に次いで3人目の意と思われる。
* 5 McManus（?‐?）
* 6 Trueman（?‐?）
* 7 Koch（?‐?）
* 8 Edward C. Kirk（?‐?） 米国ペンシルヴェニア大学歯学部長および歯科医学雑誌"The Dental Cosmos"の編集者を務めた歯科医。
* 9 Thorpe（?‐?）

凡　　例

1. 本文中（　）内の「文献」と数字は，本書末尾に収載した原著者の参考文献を示す。　例）(文献34),(文献49)

2. 本文中の上付きアステリクスと数字は，人名などの原綴ないし訳注を示す。　例）*1, *2。
　　なお，「序」「はじめに」も含めて，原綴と訳注は各章ごとに章末にまとめた。

3. 原書では，図版にも章にも数字は降られていないが，読者の便を考え，訳者が図1，図2，第1章，第2章の様に通し番号を入れた。

第1章　フォシャールの登場

　数百年の間にたまたま一人の巨匠が現れる。この人物は，並々ならぬ能力，優れた知力，鋭い観察力を備え，短い活動的な生涯の間に，凡人が数世代にわたって専念しなければならないような多くの研究課題とアイディアを後生に残すことができる。それにあたる人物がピエール・フォシャールである。彼は1678年フランス，ブルターニュ地方のいずこかで生まれ，83歳の生涯を1761年3月21日にパリで終えた。

　フォシャールの幼・少年期に関してはほとんど知られておらず，現在我々の記録にあるものは，主に卓越した彼の著書，最も有名な歯科学書と言わてきた『歯科外科医』(文献32)の行間を読むことによって得られたものである。しかし，晩年のフォシャールは歯科分野できわめて広範な尊敬を集めていた立派な人物であった。また，彼の努力は非常な成功を収めたため，すべての歯科医史学研究者から「近代歯科学の父」と見なされている。フォシャールは近代歯科学的思考の開祖であり，18世紀に矢継ぎ早に後継者が輩出した有名なフランス歯科医グループの先駆者である。

　フォシャールについてチェーピン・A. ハリス[*1]は次のように述べている（文献41）。「フォシャールは歯科医療が未開発の技術分野であることを看破し，体系的・組織的な治療法の分野に変えた。とは言え，彼自身の診療レベルは現代に比較して遙かに劣っている。フォシャールが用いた器具は粗雑で，多くの歯科器具は使用時の完璧さと繊細さに欠けていた。しかしながら，彼が生きた時代環境を考えれば，親しみを込めて歯

科学の高貴な開発者であり確固たる創設者として記憶されてよい。彼の診療が未完成であったことは，彼の生きた時代によるものであり，フォシャールの臨床が科学的で相対的に優れており，成功を収めたことは彼自身に帰することである」。

　たぶん，歯科の歴史の中でフォシャールよりも歯科の発展に強い影響を与えた人物はいなかった，なぜなら彼の業績以前には，歯科は「学問的な」職業と呼ぶにふさわしいものではなかったのであるから。時に我々は歯科の発展を助けた2-3の人物の名前に出会うことがある。また，フォシャール自身の記述から判断するとフランスには歯科医療を進展させていた有能な人が多くいたにちがいない。一方で巡回歯抜き屋もいた。彼らは国中を旅して医科・歯科診療，錬金術などを行っていた。こうした職業的ペテン師は歯抜き屋，床屋，薬売りとして現れ，大きな町の市場では見慣れた輩であった。痛む歯を抜くことは歯用の商品を売るための付随的行為であった。こうした輩が演じる派手な役割のために，歯および口腔疾患やその傷害に注意を向けていた有能な一群の歯科医をほとんど完全に見失うことになった。この中にはフォシャール，ジェロドゥリィ[*2]，ビュノン[*3]，ハーロック[*4]，ムトン[*5]，トルヴェール[*6]，ルクリュス[*7]，プファフ[*8]，ブルデ[*9]，ジュルダン[*10]，セレ[*11]，ルスピーニ[*12]，その他多くの者がいる。

　きわめて少数の論文を除いて，初期の歯科分野の文献は種々の一般外科に関する専門書中に散在して見られるが，その多くは医師によって，時には歯科診療を行っていない者によって書かれていた。そうした困難な状況で歯科診療を始めたフォシャールは全身の健康に対する歯および口腔疾患の重要性を認め，その重要性にふさわしく歯科を尊厳ある職業に高めるべく努力を傾注する決心をした。この理想に向けたフォシャールの第一歩は教育面に向けられた。彼は先人が書き残したものが歯科に関してはきわめて少ないことを嘆いている。このように彼が選択した職

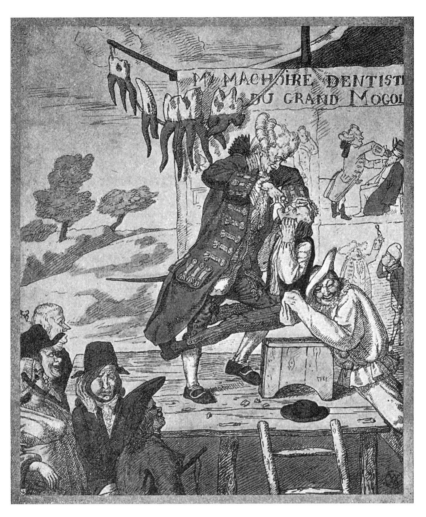

図1　18世紀の巡回歯科医

業の発展は教材の面で不利な状況にあった。

　フォシャールが生活していた時代と環境の両面が彼の偉大な能力を完全に発揮する上で役立った。彼の時代から200年前に歯科の知識には大きな進歩があった。とはいえ，知識の大部分は組織化されていなかった。パリでは1700年以前にすでに歯科医は別個の職業群と見なされていた。それは歯科診療を行うことを希望する者を試験するパリの試験委員会があったことから証明される。齲窩の充塡や数種類の補綴物の適用は大都市ではかなり普及しており，それらは，たぶん，ローマ帝国崩壊以降に作成されたものの中では最もよくできていた。1719年にパリで診療を始めたときにフォシャールはすでに義歯や種々の歯科手術に精通していた。

　大都市パリでは，フォシャールが日々彼の才能と技術を訓練する特異な機会に恵まれ，また想像力に富む彼の頭の中に現れた理論の多くを実践することが可能であった。フランスの貴族階級は大衆の苦悩を忘れて贅沢な生活に浸り，優雅さを追及していた。人生の非キリスト教的見解が貴族階級を支配し，美と安楽を求めていた。昔からの欲求，つまり健康，安楽，外見の良さ，永遠の若さへの欲求が上流階級の人々すべての最大の関心事であった。したがって，歯科医術は彼らが求める目標達成への一つの手段であり，歯科医療への需要が増大したことによって，フォシャールの技術と才能は最大限の機会を与えられた。

　当時の歯科医術をめぐる状況に関してはフォシャールの記述から最もよく知ることができる。フォシャール以前には，歯科診療を行う者は情緒的理由や嫉みから自分の技術の公開を制限していた。この態度の打破を決意して，フォシャールは研究結果のすべてを，以前には職業上の秘密として固く守られていた技術的細部も含めて刊行した。多くの著者が，歯科医学を築き最初に歯科医学を記述した貢献者はフォシャールであるとの印象を生みだし，その結果，他の歯科関係者よりも革新の功績を多

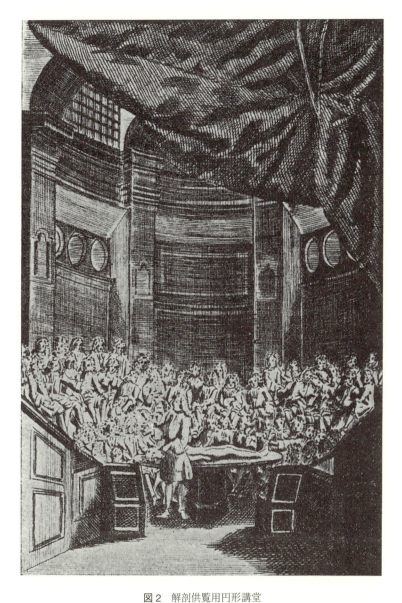

図2 解剖供覧用円形講堂
1691-94年に建設された。この部屋はエコル・ドゥ・メディシンヌ通りのエコル・ドゥ・デシルの中庭に今も見られる。 ディオニス著『外科学』より。

くフォシャールに与えたのではないかと私は懸念している。フォシャール自身が述べているように，多くの場合これは正しくない。彼の著書に記されたことの多くは彼の時代以前にすでに知られていたことであるが，彼の先輩たちの著書にははほとんど記述されていなかったのである。

とはいえ，フォシャールは歯科学に重要な貢献を行った。そして技術面での発明や改良は彼の功績にちがいない。彼は1冊の著作の中に当時認知されていた歯科技術のすべてを集めて，実践的かつ論理的に記載し，歯科学を科学的と言えるレベルに引き上げた。彼の著書『歯科外科医』は2巻本として1725年に完成した[*13]。本書は疑いもなく歯科学に関するフォシャールの全知識を伝えるという意図で，彼の後継者にとって大きな助けとなり，興味深いものとなるように準備されていた。本書はこの目的のために非常に有用であったので，1世紀以上にわたり権威ある著書として残った。本書は歯科学の発展において一時代を築き，まさに18世紀フランスにおける最初の歯科学書と見なされている。

フォシャールの同時代および18世紀の後輩たちに与えた影響は，たぶんその後間もなく歯科臨床家による重要な本の出版件数が増加したことにもっともよく見られる。フォシャールの著書が前例がないほど成功したことは同時代人から与えられた評価によって知ることができる。ブルデはフォシャールを歯科学の基礎を築いた人物と見なし，ジュルダンは彼の著書を教科書だと褒め，小児歯科を専門にしていたビュノンは自著の序論中の3編をフォシャールに捧げている。ビュノンはフォシャールの著書を公正に思慮深く分析して著者は偉大な師範であるとの確信を表明し，『歯科外科医』を重要な情報の宝庫であり，この上なく完全で詳細なものだと述べている。

パリ大学医学部教授，元医学部長であるエッケ[*14]が1725年7月17日に書いた賛辞は次のようである。「本書は単なる思索による著作ではなく，また歯の疾患を治療するために試みるべき方法，手術，あるいは薬

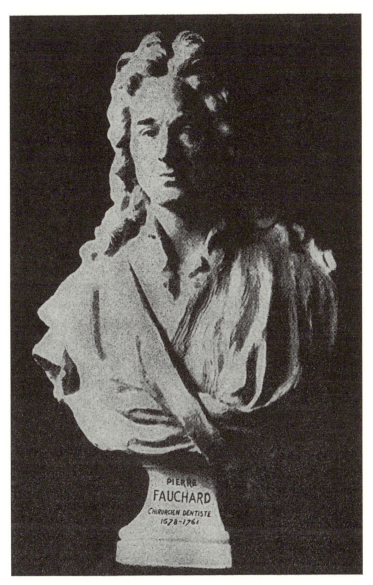

図3 フォシャールの胸像
ヴィオーのためにポール・ボラン [*21] が製作 [*22]。

物の寄せ集めでもない。本書はフォシャール氏の研究および経験から生み出された確実な治療方法から成っており，さらに非常な率直さ，賢明な判断，行き届いた配慮をもって公に伝えられており，この著書ゆえに著者は高い評価と心からの信頼に値するのである」[14]。

パリ大学医学部教授，公爵の侍医，国王の立会医シルヴァ[15]は1725年7月24日に次のように記している。「フォシャール氏の著作は，実によく観察した非常に多くの事実に基づいており，氏はこれらの事実からきわめて賢明で有用な結論を導き出している。今日まで出版された著作のどれよりも正確な書を著そうと決意した著者の入念さは賛美さるべきである。また公衆はこの贈り物に感謝しなければならない。本書は，歯の疾病や治療について深く考え，自らの観察を有効活用できる人でなければ著しえないものであろう」[15]。

パリの宣誓外科医，デュプレッシ[16]は1728年5月26日に次のように記している。「歯の疾患は，頻繁にまた非常に多く見られるにもかかわらず，はるか以前から自らの観察によってこれらの疾病を治療するための指針や基準を教示できる人の出現が待たれていた。まさにフォシャール氏が，氏の著した『歯科外科医』と題する書の中で，巧みにこれを成し遂げた。本書に見られる考察はまったく正しく，結論はきわめて見事に引き出され，さらに治療法は非常に確実なので，これまでの外科学に欠けていた，かくも有用で不可欠な著書を賞賛しないとすれば，それは不正なこととなるであろう」[16]。

ジェイムズ・ガルデット[17]がこの上ない貴重な賛辞を残している。彼は同国人のジャン・ピエール・ル・メイユール[18]とともにフランス歯科医術を米国にもたらした。ル・メイユールは1781年に米国に渡り，ニューヨークの兄の屋敷に身を落ち着けたが，パスポートを発給の受けた後，ワシントン[19]の歯の治療を行った（文献57）。一方，ガルデットは独立戦争後の1784年にフィラデルフィアに定住して，この町から

1791年3月30日に彫刻家の弟に下記のような手紙を送った。
　「スピリトゥ君，アメリカに来ないか。アメリカに来たら君を歯科医にして，一財産作らせてあげる。私が君の教育を引き受けよう。そして，1年後には君がフランスで1週間銅板を彫って稼いでいた分を1時間ほどで稼げるポストにつけられるだろう。自慢ぬきで，世界で最も良い国の一つであるこの米国で，私の名前が君の仕事を成功させるだろう。来たまえ，スピリトゥ君，私を当てにしなさい，君が君自身を当てにするように。もし，君が米国に来て，私と一緒に働く決意をしたなら，私の職業に関する本を数冊準備したほうがよい。私は下記の本を推薦する。
　　フォシャール著　『歯科外科医』2巻
　　ブルデ著　『歯科医の技術』2巻
　　ビュノン著　『歯の疾患』2巻」
　ガルデットの意見に見るように，フォシャールの著書は著者の死後40年を経てもなお歯科診療を行おうとする者にとって他書に先んじて推薦される教科書であった。
　フォシャールは歯科医のために広範囲な教育を提唱した先駆者の一人であるだけでなく，自ら「歯科外科医」と称した最初の人物である。しかし，フォシャールがどのようにしてこの称号を得たのかは今なお不明である。彼の著書と実践が示すように，彼は真の意味で歯科医であった。なぜならフォシャールは歯科医の真の条件は職業的称号ではなく，その実績によるものであると書いているからである。フォシャールが得た「国王の許可状」[19]から，彼の著書が1723年2月23日に完成し，登録され，証明されたことが分かるが，5年後の1728年2月20日に印刷されるまでの道のりは不明である。
　フォシャールは著書をできるだけ正確にするために注意深く準備したにもかかわらず，19名の医師や歯科医の友人に校閲を依頼して，修正や加筆の意見を求めることが望ましいと考えた。たぶんこのことがフォ

シャールの著書がこれほどの評判を得た理由であろう。

<原綴と訳注>

*1 Chapin Aaron Harris, M.D., D.D.S.（1806-1860） 米国の医師，歯科医，歯科学術雑誌の編集者。1824年に医師免許を得て，オハイオ州，次いでヴァージニア州で開業したが，1828年に歯科医に転業した。ハリスは米国における歯科医の先駆けの一人であり，世界で最初の歯科医学雑誌の創刊者でもある。また，ハイデンに協力してメリーランド州ボルチモアに最初の歯科医学校を1840年に創立した。最初の著書 "The Dental Art, a Practical Treatise on Dental Surgery" (1839) は，1845年に改版されて標題を "Principles and Practice of Dental Surgery" と変え，長期間読まれた。1840年に "American Journal of Dental Science" を創刊し，1860年まで編集者を務めた。(http://en.eikipedia.org/eiki/Chapin_A._Harris)

*2 Claude Geraudly（?-1753） フランスの歯科医。著書に "L'Art de conserver les dents"（『歯の保存術』，1737年刊行）がある。

*3 Robert Bunon(1702-1743) フランスの歯科医。著書に "Essai sur les maladies des dents"（『歯科疾病試論』，1743年刊行）がある。

*4 Joseph Hurlock(?-?) イギリス，ロンドンの外科医

*5 Claude Mouton（?-1786）フランス，パリの宮廷付き歯科医。1746年に義歯に関する最初の専門書を刊行した。

*6 A. Tolver（?-?） イギリスの外科医。著書に "Treatise on the teeth"（1752年刊行）がある。

*7 Louis Lecluse（1711-1792） フランスの歯科医兼俳優。著書に "Nouveau elements d'odontologie"（『新歯科医学原理』，1754年刊行）がある。

*8 Philipp Pfaff （1713-1766） ドイツの外科医。著書に "Abhandlung von den Zahnen des menschlichen Korpers und deren Krankhaiten"（『人の歯とその疾患』，1756年刊行）がある。

*9 Etienne Bourdet（1722-1789） 南仏生まれの歯科医。1760年国王の歯科侍医となる。著書に "Recherches et observations sur toutes les parties de l'art du dentiste"（『歯科医術全域に関する研究と観察』，1757年刊）がある。

*10 Anselme Jourdain（17634-1815） フランスの文学者，歯科医。著書に "Traité des maladies et des opérations réellement chirurgicales de la bouche"（『口腔病および口腔外科手術概論』1778年刊行）がある。

*11 Johann Jakob Serre（1759-1830） ベルギー生まれ，ウィーンで外科医試験に合格。後にベルリンで歯科医として活躍した。

*12 Bartholomeo Ruspini（1728-1813） イタリア生まれ，パリで歯科医の修練を積み，イギリスで歯科医として活躍した。

*13 本章の *18 参照。
*14 Philippe Hecquet（1661-1737） フランス，パリの医師。エッケの賛辞 『歯科外科医』初版，第 1 巻，賛辞の 2 頁。第 2 版，第 2 巻，巻末賛辞の 2 頁。
*15 Jean-Baptiste Silva（1685-1742） フランス，ボルドー出身，パリで活躍した医師。シルヴァの賛辞 『歯科外科医』初版，第 1 巻，賛辞の 5 頁。第 2 版，第 2 巻，巻末賛辞の 5 頁。
*16 Duplessis（?‐?）。デュプレッシの賛辞 『歯科外科医』初版，第 1 巻，賛辞の 12 頁。第 2 版，第 2 巻，巻末賛辞の 12 頁。
*17 Jacques James Gardette（1756-1831） 南仏出身の海軍軍医。1778 年米国に移住し，1784 年にフィラデルフィアに定住。上顎用吸着義歯を作成するなど歯科医として活躍した後，1829 年フランスに帰国した。
*18 Jean Pierre Le Mayeur（1752-1834） フランスの外科医，歯科医。1781-1789 に米国に滞在し，ジョージ・ワシントン初代米国大統領の歯科治療を行った。
*19 George Washington（1732-1799） 初代米国大統領。歯科疾患に悩まされていた Washington は数人の歯科医による治療を受けていた。1789 年から 1799 年まで Washington の歯科医を努めた John Greenwood （1760-1819） が Washington のために製作した義歯が残されている。
*20 国王の許可状は『歯科外科医』初版，第 1 巻，賛辞のあと 4 頁にわたり記されているが，この中にフォシャールの原稿が完成した日にちは書かれていない。許可状の中に見られる日付は「許可状取得者はすべての点において書籍商規則，特に 1725 年 4 月 10 日発令の規則に従うこと」という印刷に関しての指示と「神の年 1727 年，余の治政 13 年目の 12 月 26 日，パリにて授く」と発行の年月の 2 ヵ所だけである。その後に，フォシャールが著作権を譲渡したことの登記に関する記載がある。その中にも 2 ヵ所日付が書かれているが，「権利譲渡のすべてを，パリの王立書籍商印刷業者会議所の登録簿の第 7 巻，第 68 番，第 62 葉に，1723 年 2 月 28 日発令の規則により追認された旧来の規定に従って登録した。パリにて，1728 年 2 月 20 日　理事長　ブルネ」となっており，原稿の完成日ではない。

　また「私は，ジャン・マリエット氏との間でなされた合意を実施すべく，私に与えられた上記特権をマリエット氏に譲渡した。パリにて，1728 年 2 月 12 日　P. フォシャール」とあり，1728 年 2 月 12 日はフォシャールが著作権を譲渡した日付であり，初版が印刷された日にちではない。
*21 Paul Polin（?‐?） フランスの歯科医兼彫刻家，パリ歯科医学校の元副校長
*22 原著にはこのあと "from a composite study of the portraits" と書かれているが，実体が判明しなかったため，訳出できなかった。なお，Besonbre, Dagen の著書『フォーシャルとその同時代人』では，この胸像の説明に「パリ歯科医学校図書館所蔵」と書かれている。

第2章　歯科専門職への修練

　フォシャールは，初期の歯科教育をフランス海軍外科主任であったアレクサンドル・ポトゥルレ[*1]の見習いとなって受けた。フォシャールの専門習練の最初の明確な記録は，1693年，フォシャールが15歳の時に，外科医見習いとしてフランス海軍の医療部に入ったときのものである。海軍医療部は海軍大臣ジャン＝バティスト・コルベール[*2]によってちょうどその頃に設置された。当時の必要性を考慮して，艦隊を組織していたコルベールが医療スタッフを配置した部署であり，この任務への採用条件はきびしくなかった（文献51）。

　フォシャールが，いかに指導医であったポトゥルレを褒めているかは著書の以下の記述から判断できる。ポトゥルレは口腔病，特に当時長い航海を行う船舶上ではしばしば起きた壊血病に多くの経験をもっていた。「若い頃から外科を志していたので，私は他の分野の技術を実践したが，そのために外科医になるという目標を決して見失うことはなかった。私は国王陛下の海軍外科軍医長で，口腔疾患にきわめて経験の深いアレクサンドル・ポトゥルレ氏の弟子であった。私は自分が実践している外科における基礎知識の修得をポトゥルレ氏に負っている。そしてこの有能な人の元で私は競争心を与えられ，これによって私はさらに多くの発見へと導かれたのである」[*3]

　フォシャールは明らかにこれ以前にいくつかの器械関係の仕事を試みていた。こうした職の経験がフォシャールの職業生活上，後にこの上なく役立つこととなる。彼の海軍勤務は3年間しか続かなかった。家庭の

経済的不運のため，フォシャールは外科医になるという望みを放棄しなければならず，たぶん資金がなかったため，歯科医療の実践へと向かわざるをえなかった。

フォシャールは，資金状況だけが理由で口腔病の研究に向かったのではなかった。フォシャールが海上にいた間に観察した多くの事々もまた動機となっていたにちがいない。当時はある特別の病気が船員たちにひどい被害を与えていた。長期間の航海で船員たちは壊血病に罹った。壊血病は，常にではないにしろ，しばしば歯肉に破壊的な影響を与え，その結果歯にも悪影響をもたらした。

したがって，船上では，特に乗組員が多い軍艦では，外科医は陸上にいるときよりもひんぱんに口腔や歯の治療にあたらなければならなかったことは確かである。単にこうした理由から，フォシャールは口腔や歯の疾患の治療を専門にしようと考えついたのかもしれない。

1696年から1718年に，フォシャールは大学都市アンジェに滞在した。この時代，歯科医療に対する需要は少なかったので，歯治療者の数は少なかったとはいえ，生計を立てるため町から町へと巡回する必要があった。フォシャールは，主にこの理由から，また彼の人気が上昇したこともあって，決まった日にトゥール，レンヌ，ナントを訪れ，後には遠くパリにまで旅した（文献49）。

フォシャールは，当初貧しい人々の歯科医として活動していたが，著書の記述から，次第により多くの収入が得られる上流の顧客を診療することに成功していったことが分かる。1718年までフォシャールの本拠はアンジェにあり，上流の人々が遠方からアンジェまで診療を受けに来ていた。そのことは彼の治療を受けるためにナントからアンジェに来たモブルーユという婦人の症例報告から明らかである[*4]。1718年以前に彼は歯科医として熟練の域に達し，名声と地位を得ていたと思われる。また彼の名は非常に広く知られてきたので，より広い診療圏を探すことが

可能になった。そしてパリが将来の本拠地になるのである。

　何によって，フォシャールは歯科学における不滅の人物の一人になり，後世になってもフォシャールの名を冠した歯科学アカデミー，学会，勲章が設けられるという栄誉を得たのであろうか。フォシャールの初期の訓練は，どんな些細なことも鋭い観察眼から逃がさないというものであったにちがいない。彼は優れた観察者であっただけでなく，個々の事実を関係づけることを喜びとしていた。フォシャールは著書の中で，初期の船上での観察例および疾患の性質や治療の困難さから彼が興味を引かれた症例や手術例を多く記載している。彼の著書がもつ価値の多くはこうした症例の記録を直接たどれることにある。

　1719年にフォシャールはまさにパリの大学街であるコメディ・フランセーズ通りに居を構えた。この地で彼はたちまち成功を収め，名声は高まる一方であった。パリ開業1年目にフォシャールが紹介を受けた患者の中に，アントワンヌ・ド・ジュシュ[*5]からの紹介患者がいた。ジュシュは医学部医師，科学アカデミー会員，王立植物園教授であったが，2本の齲歯が原因で起きた巨大な腫瘤[*6]の手術をフォシャールに求めた（文献49）。このように地位の高い人物がフォシャールに患者の手術を依頼したことは，フォシャールがすでに敏腕であるという評判を確実なものにしていたことを示している。

　フォシャールの著書は国務大臣であり，国王の主席侍医であるドダール[*7]に捧げられている。また，パリの著名な内科医，外科医，歯科医19名からの13通の賞賛の手紙がある。これら全員がフォシャールに診察を乞うたり，彼に患者を紹介している。フォシャールの業績に賞賛を与えた人物の一人にムトンがいる[*8]。彼は当時の有名な歯科医であったのだろうか[*9]。

　1725年にフォシャールは外科医学校に呼ばれたが，それはオセールから来た患者を診察するためであった。この患者は歯肉の広範な潰瘍性の

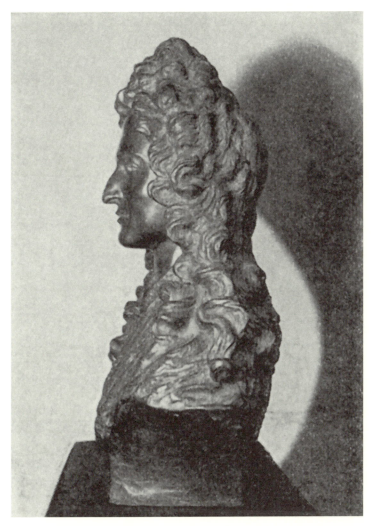

図4 フォシャールの胸像
ゲリニ[*11]のために製作され，現在はペンシルヴェニア大学所蔵

腫瘤を病んでいた。土地の外科医は手術することを避けて，パリの同僚に紹介した。この同僚は疾患が重症であることを見て，サン・コーム外科学校の公開会議に集まっていた同僚の意見を聞くように提案した。フォシャールが呼ばれた。フォシャールが自分の意見を述べたあとで，治療を自分に任せてくれるように頼んだ。フォシャールは自分の診療所で数人の外科医の助力の下で，腫瘤を手術し，術後の手当てを行い，患者は3週後に治癒した[*10]。

＜原綴と訳注＞

* 1　Alexandre Poteleret（？-？）George Dagen によれば，フランス海軍外科軍医の名簿に Poteleret の名はなく，どのような人物かは不明。
* 2　Jean-Baptiste Colbert（1651-1691）フォシャールが1693年に海軍外科軍医見習いになったことから，このコルベールは，没年が1691年ではあるが，ルイ14世の財務総監で，海軍大臣も兼務した Jean-Baptiste Colbert（1619-1683）ではなく，同姓同名で海軍大臣を務めた長男であると考えられる。
* 3　『歯科外科医』初版，第1巻，序文7-8頁。第2版，第1巻，序文8-9頁。
* 4　『歯科外科医』初版，第1巻，373-375頁，第32章，第2の観察。第2版，第1巻，413-414頁，第33章，第2の観察。
* 5　Antoine de Jussieu（1686-1758）フランスの医師兼植物学者。フランス科学アカデミー会員。
* 6　『歯科外科医』初版，第1巻，401-404頁，第34章，第9の観察。第2版，第1巻，440-443頁，第35章，第9の観察。
* 7　Denis Dodart（1634-1707）フランス，パリの医師。
* 8　『歯科外科医』初版，第1巻，賛辞の7-8頁。第2版，第2巻，賛辞の7-8頁。
* 9　賛辞の中にはパリの宣誓外科医の一人として Mouton 名前が記されている。1746年に "Essay d'odontechnie" 『歯科技術概論』を刊行し，1748年に国王の歯科侍医になった Claude Mouton（-1786）という人物がいるが，賛辞の中の Mouton と同一人物か否かは不明。
*10　『歯科外科医』初版，第1巻，271-279頁，第23章，第9の観察。第2版，第1巻，312-320頁，第24章，第9の観察。
*11　Vincenzo Guerini（1859-1955）イタリアの歯科医史研究家。イタリア語の原著から英訳された "History of Dentistry, From the most ancient times until the end of the eighteenth century" が有名。

第3章　フォシャールの生涯

　ダジャン*1 によれば（文献27），フォシャールは3回結婚しているはずである。1回目の結婚は，記録がないが，たぶんパリに転居する前のことであろう。2回目はピエール・シュマン*2 の娘，エリザベート・ギユメット・シュマン*3 との結婚である。ピエールは元国王の参事官，レンヌ市国王および大聖堂付き公証人協会の印鑑保管官あったが，後に演劇狂となり，公職を去った。エリザベートはパリの有名な歯科医デュシュマン*4 の姉であった。デュシュマンはフォセ・サン・ジェルマン通りに住んでいた。この通りは以前から貴族階級が住む区域であり，歯科医も多く住んでいた。デュシュマンは，私の蔵書にもある『乳歯の齲蝕について（1759年）』の著者であり，フォシャールが自著の中で高く評価している。結婚契約書の日付は1729年8月17日で，フォシャールはパリ，フォセ・サン・ジェルマン通り，聖シュルピス教区に住む歯科外科医と記している。当時フォシャールは51歳で前年に『歯科外科医』の初版を発行していた。この結婚で2児をもうけたが，成長したのは一人だけであった。1739年11月10日にエリザベートは他界した（文献27）。

　3回目は1747年，69歳の時にルイーズ・ルセロ*5 と結婚したが，金銭上の問題により結婚4年後に離婚した。ルイーズはフォシャールよりも長生きした。

　フォシャールの2児のうち，成人した息子のジャン・バティスト*6 は1737年に生まれた。彼は歯科医になる運命にあったが，歯科医にはならず議会付きの弁護士となり，フランス海軍本部の参事官になった。政治

的立場のためか,あるいは17歳で60歳の女性と結婚したこと(長くは続かなかったが)のためか[*7],彼は故国を離れてブリュッセルに旅行し,そこに数年間留まった。アマチュア役者として,その才能を発揮したのち,彼は職業的演劇者となった。1790年に亡命生活から帰国を許され,パリのコメディ・フランセーズで初舞台を踏んだ。芸名は父親の城にちなんで「グランメニル」であった。この劇場のロビーには守銭奴役の「グランメニル」の肖像画が見られるであろう。

ジャン・バティスト・フォシャールは,当時の有名な悲劇作家,タルマ[*8]と彼の息子の友人であった。タルマとその息子は二人とも歯科診療を行っていた。実のところ,フォシャールの息子の名前はフランス国内では著名な父親よりも広く知られていた。法令が成立し,芸術学校に話法の講座が開設されると,著名で卓越したグランメニルは教授に指名されて新しいポストの初代専任者となった。彼はその輝かしい経歴をフランス学士院の一員として終え,1816年に他界した。

ジャン・バティスト・フォシャール(グランメニル)はM. A. ベリセン嬢[*9]と結婚し,子どもが二人生まれた。息子は,フォシャール家の最後の男子であったが,子どもを残さず世を去った。孫娘のグランメニルのマリー・アドゥレド[*10]はヴァイヤン氏と結婚した。彼女には娘,アドゥレド・ヴァイヤン[*11]がいて,この娘はフリュリ氏と結婚した。フリュリ=エラール家は大家族で,現在はピエール・フォシャールの子孫となっている。彼の子孫の一人,やしゃごであるロベール・フリュリ=エラール[*12]は著名な祖先について1920年頃に[*13]ヴィオー[*14]のインタビューを受けた(文献52)。

フォシャールは名声を得ただけでなく,財産も貯めたにちがいない。彼はいつでもパリの有名な通りに住んだ。最初はコメディ・フランセーズ通りで,デ・フォッセ通りとも呼ばれ,後にアンシエンヌ・コメディ通りとなった。フォシャールはここに1747年1月1日(70歳のとき)

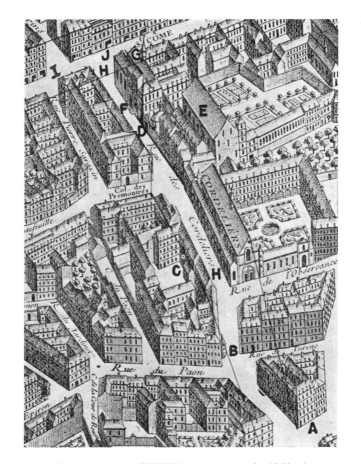

図5　サン・コーム外科学校の周辺図，1735年（文献24）
A. フォシャールの最初の家。フォッセ通り，後にアンシエンヌ・コメディ通りと改称。
B. フォシャールの2番目の家。コルドゥリエ通り。現在はエコル・ドゥ・メディシンヌ通り。
C. 医学校
D. 建築学校，以前は外科学校
E. コルドゥリエの食堂。現在はデュピュイトラン博物館
F. 歯科医志願者の旧試験会場
G. フォシャールが当初埋葬された聖コーム，聖ダミアン教会
H. コルドゥリエ通り
I. サン・ジェルマンあるいはサン・コーム大通り
J. ドゥ・ラ・フォンデの家

まで住んでいた。それは，第2版に次のように書いているからである。「サン・ジェルマン街のグラン・クヴァン・デ・コルドゥリエ通りの新しい正門付きの住居には1747年1月1日に看板を掲げる予定である」[15] コルドゥリエ通りは現在のエコル・ドゥ・メディシンヌ通りである。彼の家はサン・ミシェル大通りとエコル通りが交差する地点にあったと推定できる。1760年のパリの人名簿によれば，彼はまだこの住所に住んでいた。そして1762年3月22日に死去するまで住み続けていたと推定されている。1734年にフォシャールは競売で「ドゥ・グラン゠メニル」と呼ばれる城を含む広大な土地を落札した。この土地はオルセイ近くでシュヴランス渓谷の入口にあたっている（文献50）。

　この所有地は高価であったため，一連の訴訟に巻き込まれたものと思われる。そして3番目の妻との紛争の際に，彼の息子に譲渡された。煉瓦造りの壁に並んだ窓や背の高いフランス風の屋根を持つ，ルイ13世様式の見本のような建物は1629年に建造されており，当時の素晴らしい建築技術を思い起こさせる。フォシャールがパリに自宅を持ち，郊外にも家を持っていたことは，当時フォシャールが上流階級に移っていたことを明らかに示している。

　この城は1920年まではフォシャールの子孫が所有していたが，この年に売却された。惜しむべきことは，売却されるまで歯科関係者がこの件を知らなかったことである。なぜなら，この城は世界中の歯科医からのフォシャールへのふさわしい捧げ物となり，歯科学の聖地となったであろうから。

　フォシャールの風貌に関しては，我々は彼の種々の肖像画を信頼しなければならない。肖像画から，フォシャールが際立った顔立ちをしていたことが認められる。ヴィオーは種々の肖像画を調査してフォシャールを次のように記述している。「上品で，偉大とさえ言える広い額，長く細く軽く弧を描く鼻，形の良い唇と口，これらは思いやりと親切を表して

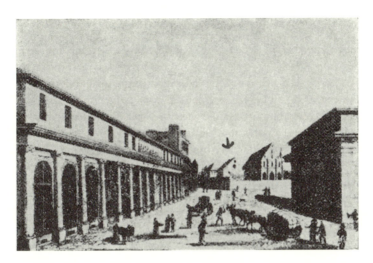

図6 コルドゥリエ通り
背景に外科学校がみえる

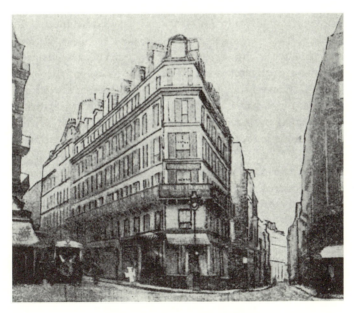

図7 サン・ミッシェル大通り
十字印はフォシャールの住居

いる。彼の目は大きく，憂いを帯び，率直さにあふれている。姿全体に最も洗練されていた当時の高貴なフランス人の礼儀正しさを漂わせている。全体としては，思慮深く，愛すべき，誠実な男性像である」(文献49)。

フォシャールの肖像画は多数あるが，もっとも良く知られているものは，ル・ベル[*16]の描いた肖像画にしたがって，J. B. スコタン[*17]が板刻したものである。フラリー・ヘラルド家がル・ベルによるフォシャールの肖像画とフォシャール夫人の肖像画を所有している。

スコタンによる板画は，4版ある[*18]フォシャールの著書の口絵になっており，1723年以前に描かれたものである。それほど知られていないが，別の肖像画があり，ヴィオーは当初これが1720年に「ネッチャー[*19]」によって描かれたものだとしたが(文献49)，後にこの画は F. オクタヴィアン[*20]の作品であると考えた (文献51)。オクタヴィアンは1725年に王立アカデミーに入会を許された画家である。「さらに別の魅力的な9.5×7.5大の肖像版画がある。大きさからは口絵に使う目的であったと思われる。これは若い，思慮深い顔つきの若い男性が右手に開いた本を持ち，下顎骨が置かれたテーブルにもたれている胸像である」(文献25)。近年，数人の芸術家が，知られているフォシャールの肖像画を基にフォシャールを描こうと試み，また銅像をも制作した。

フォシャールの同僚の中に2-3人の悪意や嫉みのある中傷者がいたことは第2版の最終章にあるフォシャールの記載から明らかである。「フォシャールは，その職業を離れてしまったという，誤った評判が広まっている。こうしたことは，自分の名誉を犠牲にしてまで，著者を信頼して名誉を与えてくれている人々を，自分たちの方へ引き寄せて利益を得たいと望むような人々でなければ思いつけないことである。それゆえ，著者はここで知らせておかなければならない。著者は今もパリのコメディ・フランセーズ通りで，著者の義弟[*21]であるデュシュマン氏とともに診療し続けている」[*22] 当時フォシャールはクロワッサン・ドゥ・

図8　フォシャールの「グラン＝メニル」の城

VOUS êtes priez d'aſſiſter au Convoy, Service & Enterrement de Monſieur Pierre FAUCHARD, ancien Maître Chirurgien-Dentiſte, Seigneur du Grand-Mênil, décédé en ſa maiſon ruë des Cordeliers ; Qui ſe ſera Lundy 23e. Mars 1761. à dix heures du matin, en l'Egliſe de Saint Coſme, ſa Paroiſſe, où il ſera inhumé.

Requieſcat in pace.

De la part de Madame ſa Veuve, & de M. Fauchard de Grand-Ménil, Avocat au Parlement, ſon Fils.

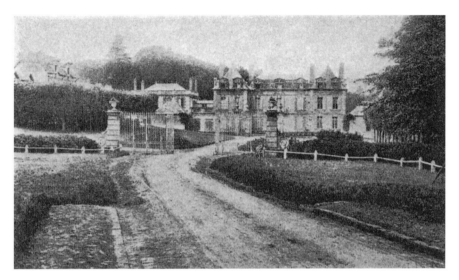

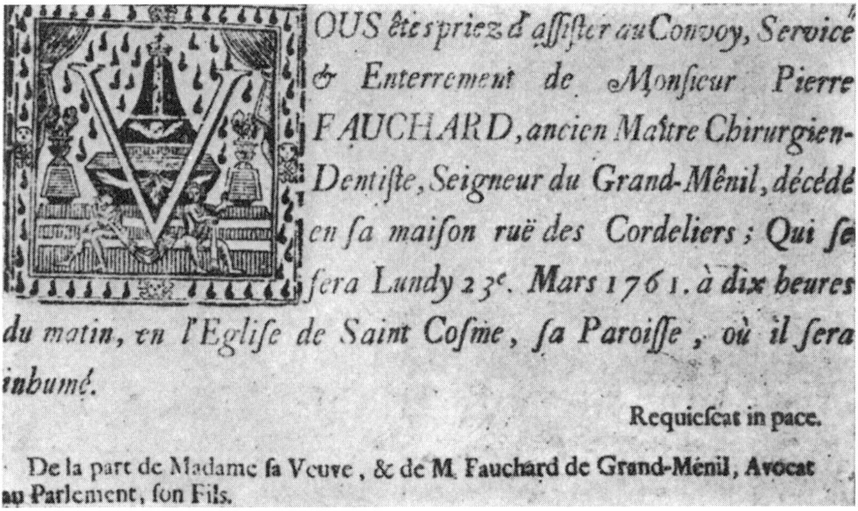

図9　フォシャールの葬儀通知書

ガランジョ*23と苦々しい論争をしていた。ガランジョは自分で発明したものでない「抜歯鍵」で知られている（文献41）。

ウィリアム・H. トルーマン*24は口絵の肖像画に付記された詩を巧妙に英詩に翻訳した（文献48）。

　　フォシャールがその敏腕とペンの力で
　　歯の健康と美しさを維持しようとしている間は
　　嫉妬に狂った歯が彼に危害を与えることはない
　　彼は高貴な心の内にこれを治す術を有している

フォシャールへの診療の要請が多大で，弟子ないし助手を必要としていたことは，フォシャールと一緒にいた者たちから示唆される。一人はゴラール*25で，彼はマザリンヌ通りの歯科医の息子で，ルクルューズ*26やジェロドリイ*27の友人であったが，結局つまらぬ盗人になり，1740年に絞首刑になった（文献28）。もう一人はロラン・トュクドュアル・シュマン*28であり，彼は優れた誠実な臨床家となった。三人目はドゥ・ラ・フォンデ*29であり，彼の名刺に書かれた住所は「グラン・コルドゥリエ通り広場」であり，彼はたぶんフォシャールの診療を引き継いだのであろう。

フォシャールは1761年3月21日に，コルドゥリエ通りの自宅で死去し，23日に聖コーム，聖ダミアン教会，彼の祖先や友人の近くに埋葬されたが，ここは外科学校にも近かった（文献24）。教会は1836年に取り壊され，彼の遺体が移された場所や現在の埋葬地に関する記録は存在しない。

ジョルジュ・ダジャン*1が下記の書類を発見した（文献51）。

「パリの聖コーム教会および聖ダミアン教会教区の
洗礼，結婚および埋葬記録の抄本」

　本教区内コルドゥリエ通りにおいて，一昨日83歳で死去した，元師範歯科外科医，グラン＝メニルの領主，2番目の妻エリザベート・シュマンのやもめであり，ルイーズ・ルスロの夫である故ピエール・フォシャール氏の遺体は1761年3月23日聖サクレマン教会外陣に埋葬された。列席者は，氏の子息でグラン＝メニルの領主，高等法院の弁護士であるジャン・バティスト・フォシャール，高等法院の弁護士，筆頭書記，聖エスプリ修道会の事務局長ジャン・バティスト・ベリサン[*30]，両名とも聖アンドレ・デ・ザール教会の教区内，アンドレ・デ・ザール通りの住人であり，ともに下に署名する。
　　ドゥ・ラ・ルー[*31]
　　J. B. フォシャール・ドュ・グランメニル
　　ドゥ・ベリサン[*32]
（セーヌ県古文書館，戸籍謄本の複製，1876年8月12日，No. 437242X.）
　本職が原本と照合した。上記教区の司教代理，記録管理者，ジラール[*33]
　　公証人の誓約書は1762年6月9日にロビノ夫人[*34]が受領

＜フォシャールの葬儀通知書＞
　コルドゥリエ通りの自宅にて亡くなりました。元師範歯科外科医，グラン＝メニルの領主，ピエール・フォシャールの葬儀へのご出席をお願いいたします。式は1761年5月23日月曜日，午前10時より，埋葬予定地であります聖コーム教会の外陣にて行われます。
　　　　　　彼の霊が安らかならんことを

　　　　　　　寡婦フォシャールならびに宮廷付きの弁護士
　　　　　　　である息子，グラン＝メニルのフォシャール

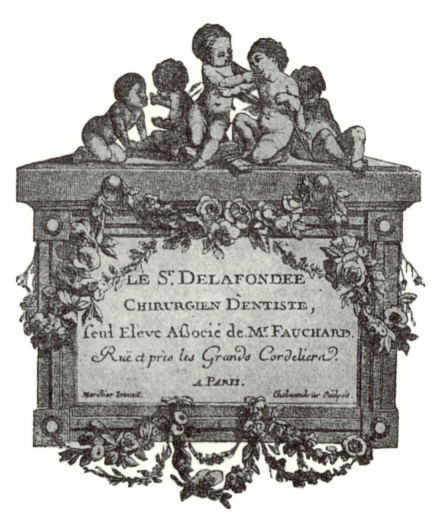

図10　ドゥ・ラ・フォンデの名刺
彼は当時フォシャールの唯一の弟子であった。

第3章 フォシャールの生涯　27

<原綴と訳注>
* 1　George Dagen （1886-1968）「はじめに」の *3 を参照。
* 2　Pierre Jean Chemin （1674-1754）彼が役員を務めた "the community of royal and apostolic notaries of the city of Rennes" の定訳不明。
* 3　Elisabeth Guillemette Chemin （?-1739）原書には "Elisabeth was the sister of Duchemin" と書かれているが，前後関係から「デュシュマンの姉」とした。
* 4　Duchemin　『歯科外科医』第2版，第1巻，327-328頁，第24章に次のように書かれている。「私はこの数年間，義理の弟にあたるデュシュマン氏につきっきりになった。彼がラテン語の学習を終えたのち，私は彼に解剖学と外科学のすべての課程を学ばせることから始め，巧みな歯科師であるために必要なすべての教育を施した。彼は私の配慮に完全に応えた。そこで非常に困難な手術に際しても公衆のために人一倍役立てるようになった，私の流儀の唯一人の，卓越した弟子を残したことに対して，公衆が私に感謝するであろうと確信している」。初版には記載がない。
* 5　Louise Rousselot （?-?）　Besombes, Dagen の著書『フォシャールとその同時代人』では，3番目の妻の名は Catherine Rousselot となっている。
* 6　Jean Baptiste Fauchard （1737-1816）
* 7　Besonbre, Dagen の著書『フォシャールとその同時代人』によれば，38歳年上の女優と結婚したのは，フォシャールの義父の長男，フォシャールの義理の兄弟にあたる Pierre Jacques Chemin であり，フォシャールの長男ではない。
* 8　Talma　（?-?）
* 9　M. A. Bellisen　（?-?）
*10　Marie Adelaide　（?-?）
*11　Adelaide Vaillant　（?-?）
*12　Robert Flury=Herard　（?-?）
*13　原書には "about 20 years ago" となっているが，本書が発行された年が1941年であるため，「1920年頃」とした。
*14　Georges Viau （1855-1939）「はじめに」の *1 参照。
*15　『歯科外科医』第2版，第2巻，369頁，第26章。初版には記載がない。
*16　Le Bel　（?-?）
*17　J. B. Scotin　（?-?）
*18　『歯科外科医』の初版 (1728年)，第2版 (1746年)，第3版 (1786年)，初版のドイツ語版 (1733年) を指している。現在では，他に第2版の英語版 (1946年)，日本語版 (1984年)，韓国語版 (2013年) がある。
*19　Netscher　（?-?）
*20　F. Octavien　（?-?）
*21　原書には "his brother-in-law" と書かれ，フォシャールも "mon Beau-frère"「義理

の兄弟」と記しているが，前後関係から「義弟」とした。
*22 『歯科外科医』第2版，第2巻，368-369頁，第26章。初版には記載がない。
*23 Rene-Jacques-Croissant de Garengeot （1688-1759)，フランス，ブルターニュ地方で外科医の子として生まれた。父から外科を学び，アンジェの病院に5年奉職したのち，1711年パリに上り，ウインスロー，ジャン・ルイ・プティらに学んだ。1723年に "Nouveau traite des instruments de chirurgie les plus utiles; et de plusieurs nouvelles machines pro-pres pour les maladies des os"『新外科器具概論』を刊行。1728年に外科学校の手術供覧者となり，のちに王立外科アカデミー会員となった。
*24 William H. Trueman （? - ?)
*25 Gaulard （? -1740) 窃盗罪で1740年に絞首刑に処せられた。
*26 Louis Lecluse （1711-1792)
*27 Claude Geraudly （? -1753) フランスの歯科医，1737年に歯に関する一般向けの小冊子を出版した。
*28 Laurent Tugdual Chemin （? - ?)
*29 De La Fondée （? - ?)
*30 Jean Baptiste Bellissen （? - ?)
*31 De La Roue （? - ?)
*32 De Bellisen （? - ?)
*33 Girard （? - ?)
*34 Robineau （? - ?)

第4章　最初の歯科学教科書の原稿

　私は，フォシャールの教科書『歯科外科医』が歯科学の発展を理解する上で不可欠のものであると確信している。また，読者諸氏に次のことを心に留めおいて欲しいとお願いしたい。それは，多くの人々が歯科学は床屋や鍛冶屋の仕事から発達してきたものであり，歯科が一つの職業として確立されるのは，アメリカで歯科学が医学と別の分野になった1840年以降のことであると考えているが，私はこの点に賛成できないことである。私は，歯科学はヒポクラテス[*1]の時代から医学の一部であったという考えを持ち続けている。以下に記すフォシャールの著書の分析が歯科学発展に関する考えを改める助けとなることを望んでいる。

　私は最初に著書『歯科外科医』の歴史を簡潔に考察し，次にこの最初の歯科学教科書の内容全体を概説し，最後に重要な主題に関して詳述する。至るところでフォシャールの著書からふんだんに引用するが，それにより読者はフォシャールの観点をより容易に評価し，フォシャールの考えの多くが，いかに彼の時代から進んでいたかを自分自身で判断できるであろう。

　カーク博士[*2]は以下のように述べている。「フォシャールの職業人生を集大成した著書は歯科学の向上と発展への利己心のない努力の一つである。フランスでも我が国でも彼の死後の名声・名誉は十分彼にふさわしいものであり，フォシャールとその著書がこの職業への評価を高めたことに対するもっとも適切な感謝である」（文献35）。博士が記したように，フォシャールは明確な分野をもった職業を生み出した。そしてた

だ一冊の著書が，医学の新しい分野に，将来に向けて科学的で正しい基礎を与え，この分野の重要性を完全に納得させたのである。

国王がフォシャールに与えた特許状から，我々は彼の著作が1723年2月28日以前に完成され，認証され，登録されていたが[*3]，1728年2月20日まで公刊されなかったことが分かる。私が現在所有している本は2巻本である。以前に1巻に合冊された別の版を入手したのだが。

1924年6月に，ジョルジュ・ダジャン氏[*4]の好意と援助により，私はパリ医学部図書館長のアン博士[*5]と会う約束ができた。この時，私はフォシャールの著書の手稿を見た。それはパリ医学部の2232番と整理番号がふられた，大きな皮表紙の400頁以上ある冊子であった。冊子は13 × 8.75インチ，すなわち高さが32cmで幅が22cmであった。これは保存が非常に良く，紙はまだ白く，文字も鮮明であった。各頁には7cmの広い余白があり，注釈，訂正，加筆で一杯だった。一方，そこここに「観察」やその他を記した頁や半切頁が見られた。

この手稿はフォシャールの本文とフォシャールの友人による訂正，修正，削除，追加された観察から成っている。

本文は各頁の表裏両面に書かれている。手稿全体を通して，様々な手書き文字が見られ，そのうちの3種の筆跡が際立っている。手稿全体を通じて多く見られる手書き文字は大きく，丁寧で，読みやすい書体であり，たぶんドゥヴォー[*6]のものであろう。一方で本文そのものは判読がむずかしく，たぶん著者フォシャールのものであろう[*7]。

手稿を調査して，私はそれが元原稿の一部を除いて，明らかに第1巻であることに気づいた。1723年から1728年の5年間にフォシャールの同僚19人の手に渡って，手稿は，印刷工が活字に組みやすいように，たぶん題材の見直しや配列替えが必要になったであろう。したがって，この部分を書き写す必要があった。私がこの結論に達した別の理由は，第1巻には図ないし挿絵がなく，図への言及が至るところにみられること

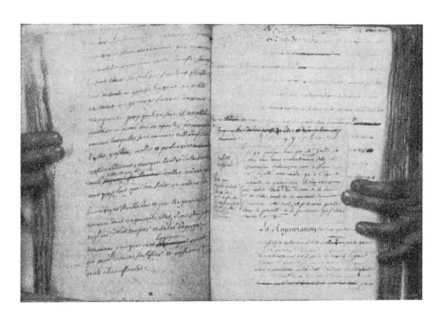

図 11 フォシャールの手稿
1923 年に著者が保持して写真撮影した手稿冊子。少なくとも 3 人による手書き文。種々の修正，加筆が認められる。1728 年発行の初版，第 1 巻の 284-285 頁。

である。他方，第 2 巻は主に技術的性質のものであるため，多くは医療担当者であったフォシャールの友人たちには修正のために送付することはなかったのであろう。したがって，第 2 巻の元原稿は直接印刷所に送られたと思われる。もし第 2 巻の改訂原稿は，たとえあったとしても，未だ発見されていない[*8]。

現在はパリ大学医学部図書館にある手稿はかつてジャック・ルネ・デュヴァル[*9]が所有していた。彼には歯科学関連の著作が 20 冊以上ある。デュヴァルは当時最も腕の良い実地医療者の一人であり，1813 年にはパリの外科協会の一員であり，後に王立医学アカデミーの一員となった。表題の下に書かれた，手稿の注釈によれば，デュヴァルは手稿を自分の孫であるルネ・マルジョラン[*10]に贈与した。このマルジョランを医学界の著名人であった父親のマルジョラン[*11]と混同しないこと。

時が経つにつれて，フォシャールが実際に本を書いたのか，別人の，つまりドゥヴォーの著作ではないのかという無視できない論争が起きた。1803 年に J. J. セル[*12]が（文献 15），遅れて 1898 年にはガイスト＝ヤコビ[*13]が（文献 5）一人の人間があれほどの著作を書くことはできず，したがってパリの歯科医全員の仕事であったに違いないとの説を提起した。

フォシャールが最初に自分の原稿を校閲と評価を受けるために提出した人，1724 年 3 月 29 日に最初の「賛辞」[*14]を書いた人，ドゥヴォーはどのような人物であろうか。彼はパリ生まれの外科医で，多くの著書があり，当時の医学関係者中で優れた文筆家の一人と見なされていた。ドゥヴォーは，当時 75 歳で，フォシャールの親しい友人であり，自分より若い男の著作の真価を認め，それを傑出した書にすべく喜んで貢献したにちがいない。ドゥヴォーに関しては次のよう言われている（文献53）。「彼は種々の研究から論拠を抽出し，概略を理解して消化し，本質を引き出すことに優れている」。ドゥヴォーが 1723 年にフォシャールを説得して出版を遅らせ，ドゥヴォー自身の経験や知識からかなりの貢献

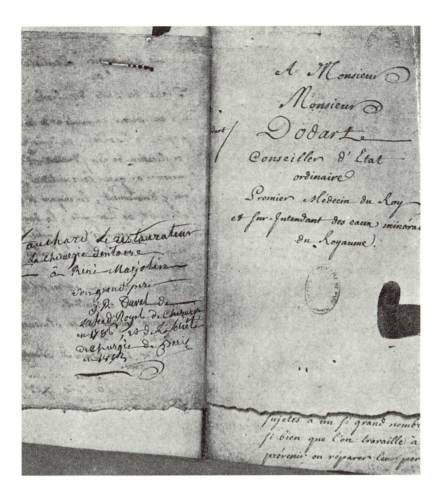

図12 フォシャールの手稿，別の2頁
左頁はこの手稿がJ.R.デュヴァルの所有であったことを示している．右頁は挿入頁．これは献辞の最初の頁．手稿の本文が下部に見える．

をしたことを疑う余地はほとんどない。

　このことは，ヴィオー[*15]も次のように述べて確認している。「師範外科医，外科学校の解剖学教授，ピエール・シュ・Jr[*16]，が『フォシャールは歯科医療を進歩させたけれども，その成果を公刊できる状態にするためにはドゥヴォーの筆が必要であった。しかし，この時ドゥヴォーがフォシャールに行った貢献は大きなものではなかった。なぜならフォシャールもまた著作の修正を行い，彼自身の見解を挿入しているからである』と記している」（文献 18）。

　このことはドゥヴォーがフォシャールの共著者であったことを示唆している。それでも，著作を検討してみると，フォシャールの観察力，彼の大胆さ，彼の器用さ，さらに義歯製作上の巧妙さなどに惹かれざるを得ない。私は現段階で誰が実際の著者であるかに関しては疑問の余地はないと思う。またフォシャールは偏見がなく寛容であったため，著作全体を通じて友人の医師や歯科医による修正，提案，症例を受け入れられたのだと考えられる。

　彼の著書が1733年にドイツ語に翻訳されたにも関わらず[*17]，英語版は現れず[*18]，1840年代にアメリカ歯科外科医学会によってフォシャールより後のフランスの著者による，『歯科外科医』に及ばない著書が多数翻訳されていることは奇妙である。私ができる唯一の説明は，当時アメリカにはフォシャールの著書が一冊もなかったと言うことである。

＜原綴と訳注＞
* 1　Hippocrates　（B.C.460頃-B.C.375）
* 2　Edward C. Kirk　（? - ?）　「はじめに」の *7 を参照。
* 3　第1章，*20を参照のこと。
* 4　George Dagen　（1886-1968）　「はじめに」の *3 を参照。
* 5　Han　（? - ?）
* 6　Jean Devaux　（1649-1729）　フランスの外科医。著者は "Devaux"（ドゥヴォー）と綴っているが，フォシャール著『歯科外科医』には "De Vaux"（ドゥ・ヴォー）

と記されている。

*7 手稿中に見られる筆跡の特徴や推測される書き手などに関しては，中原泉「再掘！Fauchard 手稿」日本歯科医史学会誌 1984；11：27-59 を参照。
*8 この段落の記述は誤り。フォシャールの手稿は，第 1 巻分と第 2 巻分の原稿が一冊にまとめられており，図はないが，図の説明は含まれている。手稿の構成については，髙山直秀 フォシャール手稿の検討：手稿の構成について 日本歯科医史学会誌 1986；12：213-218 を参照。
*9 Jacques René Duval（1758-1854） フランスの外科医兼歯科医。1802 年に "Des accidents de l'extraction des dents" 『抜歯時の事故』を発刊した。
*10 René Marjolin（? - ?）
*11 この Marjolin は，Jean-Nicolas Marjolin（1780-1850）パリで医学研究を行ったフランスの外科医と思われるが，本文の記述からは確認できない。
*12 Johann Jakob Serre（1759- 1830） ベルギー出身の外科医。後にドイツで歯科医として活動した。
*13 Geist-Jacobi（? - ?）
*14 『歯科外科医』初版，第 1 巻，賛辞の 9-11 頁。第 2 版，第 2 巻，賛辞の 9-11 頁。
*15 George Viau（1855 - 1939）「はじめに」の *1 参照。
*16 Pierre Sue, Jr.（? - ?）
*17 図 13 を参照のこと。『歯科外科医』初版のドイツ語版は，ベルリンの医師 August Buddeus（1695-1753）が序文を書き，"Frantzosischer Zahn-Arzt order Tractat Von den Zahnen" 『フランスの歯科医または歯の概論』という表題で 1733 年に発行された。
*18 『歯科外科医』の第 2 版が英国の歯科医，歯科医史研究家 Lilian Lindsay（1871-196）によって英訳され，1946 年に出版された。ただし，この英語版には図の説明が付されていない。なお，第 2 版の日本語訳は 1984 年に，韓国語訳は 2013 年に発行されている。

第 5 章　歯科を専門職として確立した本

　200 年も前に歯とその疾患に関して非常に多くのことを記述した人物がいたことはほとんどあり得ないように思えるかもしれない。しかし，実のところフォシャールの著書は，歯に関する無用な情報のくどくどしい寄せ集めではなく，実際の観察に基づくきわめて実用的な著作であり，現代まで発展してきた歯科学のほとんどすべての分野を先取りした内容である。にもかかわらず，歯科学は床屋と鍛冶屋から発達したものであるとの主張が絶えずなされているが，それはどのような根拠に基づいているのであろうか。

　フォシャールの著書『歯科外科医』の表題頁と序文からは多くを知ることができる。第一にフォシャールは自分自身を「歯科外科医」と称している。この本の表題頁で我々は初めて「歯科外科医」という呼称を目にする。フォシャール以前にこの呼称が用いられたことを示す記録はないように思われる。また，フォシャールもこの呼称の由来に言及していないが，フォシャール自身がこの呼称を作り出したのであろうと思う。いずれにせよ，フォシャールはこの肩書きを最初に用いた人物である。'dentista'（歯医者）という単語は 1363 年に書かれて，15 世紀に出版されたドゥ・ショーリャック[*1]の著書『大外科書』[*2]にまで遡ることができる。

　序文の中で，フォシャールは「歯科外科医」と「歯科医」を区別している。「歯科外科医」はパリで最も有名な歯科医であるとともに，国王の歯科医であり，フォシャールの友人でもあったカルムリーヌ[*3]について

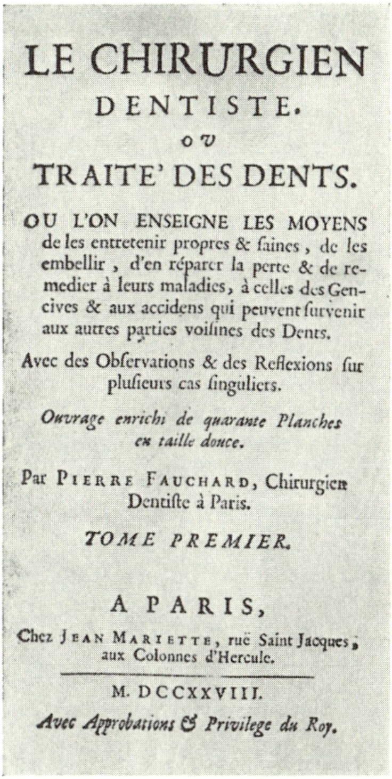

LE CHIRURGIEN
DENTISTE.
OU
TRAITE' DES DENTS.
OU L'ON ENSEIGNE LES MOYENS de les entretenir propres & saines, de les embellir, d'en réparer la perte & de remedier à leurs maladies, à celles des Gencives & aux accidens qui peuvent survenir aux autres parties voisines des Dents.
Avec des Observations & des Reflexions sur plusieurs cas singuliers.
Ouvrage enrichi de quarante Planches en taille douce.
Par PIERRE FAUCHARD, Chirurgien Dentiste à Paris.
TOME PREMIER.
A PARIS,
Chez JEAN MARIETTE, ruë Saint Jacques, aux Colonnes d'Hercule.
M. DCCXXVIII.
Avec Approbations & Privilege du Roy.

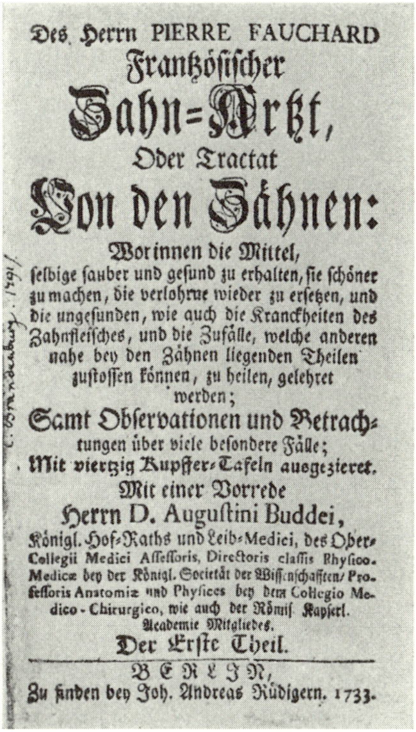

Des Herrn PIERRE FAUCHARD
Frantzösischer
Zahn=Artzt,
Oder Tractat
Von den Zähnen:
Worinnen die Mittel,
selbige sauber und gesund zu erhalten, sie schöner zu machen, die verlohrne wieder zu ersetzen, und die ungesunden, wie auch die Kranckheiten des Zahnfleisches, und die Zufälle, welche anderen nahe bey den Zähnen liegenden Theilen zustossen können, zu heilen, gelehret werden;
Samt Observationen und Betrachtungen über viele besondere Fälle;
Mit viertzig Kupffer-Tafeln ausgezieret.
Mit einer Vorrede
Herrn D. Augustini Buddei,
Königl. Hof-Raths und Leib-Medici, des Ober-Collegii Medici Assessoris, Directoris classis Physico-Medicæ bey der Königl. Societät der Wissenschafften, Professoris Anatomiæ und Physices bey dem Collegio Medico-Chirurgico, wie auch der Römis. Kayserl. Academie Mitgliedes.
Der Erste Theil.
BERLIN,
Zu finden bey Joh. Andreas Rüdigern. 1733.

図 13　『歯科外科医』初版と独語版の表題頁

語るときに用いている。一方で，明らかに医学や外科学を学ばずに歯科処置の訓練しか受けていない者は単に「歯科医」と記している。フォシャールが1719年以前に歯科診療を行うための資格試験に合格し，「歯科専門師」の称号を受けたことは明らかである（文献56）。一方，フォシャールの埋葬記録によれば，1761年に「師範歯科外科医」，すなわち歯科外科における指導者の称号を与えられている。以下に引用するスペイン国王フェリッペ5世陛下の歯科医であったロデュミエ氏[*4]の賛辞からは，「歯科外科医」という肩書きの起源が新しいものであることが分かるであろう（文献51）。

「私は公衆にとって有益なものに非常な関心を持っている。このため，賛辞を記して以下のことを公衆に証言せずにはいられない。すなわち，歯に関する書物の中で，フォシャール氏が著した本よりも完全なものを私は見たことがない。氏の著書には歯科医術に関する新しいと同時に道理にかなった，有益な考察と発見が見られる。本書の巻頭にある「歯科外科医」という表題を支えているものは著者の知識であり，それは恵まれた天分，多数の観察，絶えざる研究によってはじめて獲得できたものである。実にまれにみる，賞賛すべき無欲から氏が公刊したこの概論の優秀さを，著者と同じ歯科医療に従事して得た私の経験に基づいて評価できることは，無上の喜びである。パリにて　1728年6月9日」[*5]

職業意識というものは多くの場合，比較的近年になって，あるいは少なくとも19世紀頃になって発達したものと我々は考えがちである。ジェイムズ・J. ウォルシュ[*6]は1923年にフォシャールに関して次のように論評した（文献54）。「我々は16世紀，17世紀の医者達の知ったかぶりやいかさまについて多くのことを聞いており，このため職業倫理に従う人物や自分の職業を真に尊重している人物，自分の仕事を最良の倫理観をもって行う人物はごく少数に過ぎないと結論しがちであった。

そのような印象を踏まえて，いくつかの昔からの言い習わし，また自

第5章　歯科を専門職として確立した本　39

分の同胞に対して良い仕事をしたいと望む人々の中から職業上の十分な知識や腕前の必要性を強調する言葉を取り上げてみることは非常に興味深いであろう。中世の何人かの外科医やモンドヴィル[*7]のような者が考えていた理想的外科医がもつべき特質について書き残した描写の中には非常に驚くべきものがある。

　最も初期の近代歯科医であるフォシャールが同じく自分の職業に関して高い理想を抱いていたことは驚くにあたらない。彼は，歯科医療を実践するためには少しの科学知識で足りると思われているが，完璧な歯科医となるために必要な学識は，多くの人々が思っているほど狭いものではないと述べている[*8]。さらに彼は，無知な者の手に身を委ねることほど軽率で危険なことはなく，初歩の初歩も知らずに，この非常に緻密な仕事の実践を企てる者のほとんどにみられる以上の無謀と傲慢はないと続ける。医学や外科学の発展史上いつの時代にあっても著名な臨床家は，臨床を実践しようとする者の多くが無知であるため，全く不適格で，まるで無鉄砲であることを嘆き悲しんでいる。こうした嘆きはフォシャールが同時代の歯科医に関してまさに感じていたことであり，かなり強調していたことでもある。フォシャールの言葉はその後も多くの事々に当てはまり，それは近代に至り歯科学が発展し，歯科医療の実践に関する法律が整備されて改革されるまで続いた」。

＜原綴と訳注＞
* 1　Guy De Chauliac（?－?）　14世紀のフランスの外科医。3代のローマ法王の侍医を務めた。1343年にラテン語で発刊された主著はフランス語に翻訳され，"Grnde chirurgie" という表題で1592年に出版された。(Grand Dictionnaire Encyclopédique Larousse, 1982)
* 2　"*Chirurgia Magna*"
* 3　Carmeline（?－?）　フォシャールは『歯科外科医』初版，第2巻，第12章，184頁，第2版，第2巻，第12章，189頁に「カルムリーヌ氏はパリの師範外科医であり，また有名な歯科医であった」という脚注をつけている。

*4 Laudemiey（？-？）
*5 『歯科外科医』初版，第1巻，賛辞の14頁。第2版，第2巻，賛辞の14頁。
*6 序文の*6を参照。
*7 Mondeville（？-？）
*8 『歯科外科医』初版，第1巻，139頁，第10章。第2版，第1巻，184頁，第12章。

第6章　歯科教育の先駆者

　フォシャールは，1699年に制定されたフランスの歯科医関連法規に歯科医療者としての注意を向けた。序文の中でフォシャールは歯科志望者に必要とされる試験について記している。「歯の疾患理論が十分に教育される外科の課程はなく，歯の病気や歯を取り囲んでいる部分に起こる病気の治療に必要となる歯科医療の基礎技術を学ぶことができるような課程は公的なものも私的なものも存在しない。最も有名な外科医たちはこの医術の分野を放棄しているか，少なくともほとんどが勉強していない。彼らの怠慢が原因で理論も経験も持たない者たちが原理も方式もなしに，外科のこの分野を横取りしてしまい，行き当たりばったりにこの分野を実践しているのである」[*1]

　「パリ市で人々がこの悪弊にはじめて目を開いたのはごく最近のことである（1699年の布告のことであろう）。パリ市では現在歯科医になろうとする者は試験を受けねばならない。しかし，試験官諸氏が外科の他の分野で，いかに学識が豊かであろうとも，あえて私の意見を言わせていただくならば，試験官諸氏は普通は歯科医療には従事していないので，この試験の際には，有能で経験豊かな歯科医を試験官として認めることは悪くないであろう。なぜなら試験官自身の長い診療経験の中で出会った技術面での困難に基づいて歯科医志願者を審査でき，また志願者にそれらの困難を乗り越える方法を伝えることができるからである。この試験方法によれば，歯の専門家 "experts pour les dents" の大部分が貧弱な知識しか身につけていないといった事態に陥ることはないであろう」[*2]

フォシャールが幅広い教育の必要性を認識した最初の専門家の一人であることは次の引用から分かるであろう。

「歯や他の口腔の部分は，本書の記述に見られるように，多数の重い病気に罹りやすいので，熟達した歯科医の援助が必要となる。それにもかかわらず，驚くべきことに，諸外国の君主たち，共和国の首長たち，そして我が国の地方の知事たちは，費用を出して有能な若い外科医たちをパリに留学させて，外科学と同様に本質的でありながら，この大都会パリ以外の地方ではほとんど知られていず，また非常になおざりにされているこの外科学のこの分野を学ばせようとしていないのである。この大都会では，外科学のこの分野は，口の美容やその欠損の修復の面でも，非常に痛ましい病気の治療の面でも，最も完成された域に達している。パリで学んだ奨学生たちは，のちに後輩たちを養成し，祖国と同国人たちに大いに役立つことになるであろう」[*3]

フォシャールが言及した資格試験は，1699年に通過した歯科医術規則の条文中に見られる（文献56）。

「法令は，歯科専門家に，パリ市内およびその近郊で，国王の主席外科医ないしその代理人および4名の試験担当官によって，その能力があると認められていないかぎり，この分野の外科のいずれに関する広告を出すことも，診療することも禁ずる。

歯科資格試験は，国王の主席外科医ないしその代理人および4名の試験担当外科医によって，医学部長，外科医組合長，審議会の師範の立ち会いの下で行われる[*4]。この試験は1回の実施で前述の専門士志願者は理論と実地面についての質問を受ける」

この勅令は，根強い習慣や違法診療のために実効性がなかったものと思われる。なぜなら，1768年5月に布告が再びなされ，「歯科専門士」の称号を得るための試験規則が次のように改正されたからである。「歯の治療だけを行おうとする者は，事前に外科学校において資格認定に関

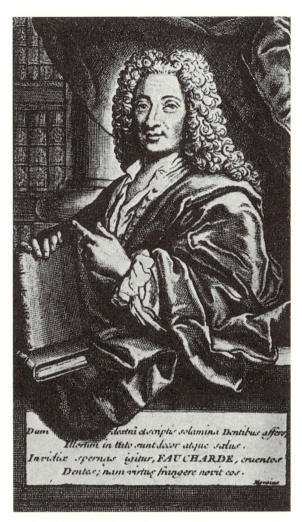

図14 フォシャールの銅版画,ル・ベル*9 が画き,スコタン*10 が板刻

する試問を受けなければならない。

　いかなる志願者も下記の要件をみたさなければ，上記専門士の資格を認められない，すなわち一人の師範外科医の元あるいはパリおよびその周辺地域で開業する一人の専門士の元では継続して丸2年間の，複数の師範外科医の元，あるいはその他の都市の専門士の元では3年間の実地修練経験があること。志願者はこの事実を書式にしたがった証明書および上記指導者ないし専門士の書面によって証明すること。専門士合格者は，前述のように，我々の主席外科医の記録事務所に認定の2週間以内に登録すること，これに違反すれば資格は取り消される。

　上記専門家の資格は同一の週に2日間行われる2回の試験を受けたのちに得られる。なお，願書は書式にしたがい，洗礼，宗派，実地経験の証明書を添付する」

　したがって，フォシャールは歯科医のために幅広い教育を最初に提唱した人物である。フォシャールの言葉は続く。「この教育の欠陥を補うためには，誰か有能な歯科医，たとえば当時あらゆる人々の称賛を受けて活躍していた故カルムリーヌ氏[*5]のような歯科医が，手術の手法や，見事に処置した多数の珍しい病気から得た知識を我々に与えてくれることが望ましいであろう[*6]。

　学識を増すためには，我々は先人の著作を読むことによって自己研鑽するほかない。そして，自分の疑問を著者に提起したいという希望が満たされなくとも，少なくとも紙に書かれた先人の着想が，それに思いをめぐらす人々の，いわば心の糧となる。なぜなら先人の着想は読者固有のものとなり，またしばしばそれによって新たな着想が生み出されるからである。先人の成功や先人の教訓は，我々の心に先人の栄光に到達し，さらに新しい発展にたどり着きたいという願望を生み出す[*6]。

　この有名な歯科外科医が行わなかったことを，私は今日あえて行おうとしている。私は少なくとも博識と成功経験があって，はじめて成し得

第 6 章 歯科教育の先駆者　45

たと思われるような例をあげるであろう」*6。

　「私は自分の心労と徹夜の勉学との成果を公にするが、それは本書が歯科外科医として働きたいと望んでいる人々にとって有用であり、また自分の口腔をよい状態に保つために注意を払っている人々にとっても有益でありたいと願ってのことである」。*7

　フランスだけが、歯科診療者のために従前以上の教育を行いたいと望んでいたわけではないことが、ほぼ同時期のヴェネツィア公文書館の書類から分かる。ここではヴェネツィアの行政官が、パドヴァ大学に次のように書き送っている。「外科の授業において、歯の疾患が全般的に述べられるが、この主題を扱った一般向け課程がないことが惜しまれる。この課程は新しい大学を作ることと同じくらい有用になるであろう」（文献 56）。この「夢」が実現されるまでには実質的に 150 年の年月がかかった。世界最初の歯科医学校、ボルチモア歯科医学校が実現するのは 1840 年のことである*8。

＜原綴と訳注＞
*1　『歯科外科医』初版、第 1 巻、序文の 5 頁、第 2 版、第 1 巻、序文の 5 頁。
*2　『歯科外科医』初版、第 1 巻、序文の 5-6 頁、第 2 版、第 1 巻、序文の 5-6 頁。初版では「パリ市で人々がこの悪弊にはじめて目を開いたのはごく最近のことである。パリ市では現在歯の病気を治療しようとする者に簡単な試験を課している。この試験に合格すると彼らは歯科専門士（Expert pour les dents）の称号を得る。そうはいっても合格者のうちには貧弱な知識しか身につけていない者がいるのである」と書かれているが、第 2 版では「パリ市で人々がこの悪弊にはじめて目を開いたのはおよそ 1700 年以降のことである。パリ市では現在歯科医になろうとする者に対して試験が行われている。（以下略）」となっている。
*3　『歯科外科医』第 2 版、第 2 巻、366-367 頁、第 26 章。初版には記載がない。
*4　原書ではこのあと、"the receiver in charge, two provosts and the receiver who is going out and all the masters of the Counsel; of two masters from each of the ... classes chosen successively and in their turn and of two experts also successively." と続くが、参考資料も入手できず、記載内容が理解できないため、訳出を断念した。
*5　Carmeline（? - ?）　第 5 章の *3 を参照。

*6 『歯科外科医』初版, 第1巻, 序文の6-7頁。第2版, 第1巻, 序文の6-8頁。
*7 『歯科外科医』初版, 第1巻, 序文の8-9頁。第2版, 第1巻, 序文の9頁。
*8 ホーラス・H. ハイデンとチェイピン・A. ハリスの努力により, 米国メリーランド州ボルチモアに創設された歯科医学校を指す。
*9 Le Bel （? - ?）
*10 J. B. Scotin （? - ?）

第7章 『歯科外科医』— 18世紀における歯科の知識

　公刊されたフォシャールの著書には4種の版があり、いずれも18世紀のものである。各版の書誌データは下記のようである。
　『歯科外科医あるいは歯科概論』本書では歯を清潔かつ健康に維持し、歯を美しくする方法、歯の喪失を修復する方法、歯の病気、歯肉の病気、歯の周辺部位に起こりうる合併症を治療する方法を教示する。多数の珍しい症例に関する経過観察と考察を記す。2巻本、第1巻は、献辞、序文、賛辞24頁、本文456頁、第2巻は本文346頁、図版計40葉、12折判、パリ、ピエール・ジャン・マリエット社、1728年[*1]。
　『歯科外科医あるいは歯科概論』中略、第2版、2巻本、第1巻、序文24頁、本文494頁、図版8葉、第2巻、本文425頁[*2]、図版34葉、12折判、パリ、ピエール・ジャン・マリエット社、1746年。
　『歯科外科医あるいは歯科概論』中略、第3版、検討、修正、かなりの増補、2巻本、第1巻、序文24頁、本文494頁、図版8葉、第2巻、本文424頁[*3]、図版34葉、12折判、パリ、セルヴィエール社、1786年『ピエール・フォシャール氏、フランスの歯科医あるいは歯の概論』本書では歯を清潔かつ健康に維持し、歯を美しくする方法、歯の喪失を修復する方法、歯の病気、歯肉の病気、歯の周辺部位に起こりうる合併症を治療する方法を教示する。多数の珍しい症例に関する経過観察と考察を記す。アウグティニ・ブッデイ氏[*4]の序文付き。2巻本、第1巻、ブッデイ氏の序文24頁、序文と本文492頁、第2巻、本文392頁、図版計40葉、12折判、ベルリン、J.A.ルュディゲルン社、1733年。

フォシャールの著書は当時の歯科知識の総まとめである。執筆にあたり，フォシャールは彼の初期研修の成果に加えて，約25年間に及ぶ臨床実績から得られた広範な研究結果と経験を記述した。これらの記載は歯科のあらゆる分野を含んでいた。フォシャールが記述した知識の広さは扱っている主題から判断できる。すなわち歯科教育，歯科解剖，齲蝕，病理，医薬品，治療法，歯列矯正，歯槽膿漏，出血，止血収斂剤，口腔病に由来する反射性神経疾患，外科手術，再植，移植，補綴歯科，金箔充填術，義歯および口蓋栓塞子の製作，義歯にエナメルを引く方法など。これが書かれたのは1723年のことである。

フォシャールの優れた記述能力により，当時知られていた実地歯科のあらゆる手技・方法がきわめて明解かつ簡潔に述べられている。そればかりでなく，103種以上の口腔疾患の症候が，治療方法とともに，正確に記載されている[*5]。

重要なことは，フォシャールが身体疾患と歯・口腔疾患との密接な関係を明確に認識していたことであり，またこの種の疾患の治療に画期的な成功を収めた症例を多数引用していることである。フォシャールが新たな主題の記述を企図したのはこの観点からであり，また最初の歯科教科書を準備したのも同じ視点からである。我々が今日なおこの著書に多くの考察を加えても，それは驚くにあたらない。

著書の中でフォシャールは先人と同様に歯の肉眼的解剖を述べているが，その説明は先人より詳細である。フォシャールはエナメル質の顕微鏡的構造も述べ，また歯の健康や歯の保存法に関してかなりの頁数を割いている。

フォシャールは砂糖は有害であると断定しているが，タバコは適量であれば害がないと考えていた[*6]。長い章が歯磨き粉，練り歯磨き，口腔洗浄剤に当てられているが，多くの記述は，現在の知識からすると，不十分である。「歯関連疾患の一般的原因」[*7]と題する章では，明らかに古

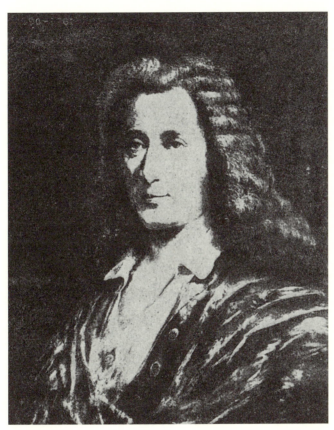

図15 フォシャールの肖像画。V. ブラッター [*28] による近代画

くからいわれている蒸気と体液しか書かれていない。フォシャールは齲蝕を2種類に，柔らかい齲蝕すなわち腐敗性齲蝕と乾燥性齲蝕に分類している。首尾良く充塡された歯はしばしば長期間齲蝕が「治癒」していることを発見して驚きを表明している。フォシャールは歯の齲蝕に虫の関与を否定して，もし虫が齲窩に見つかったとしても，それは虫卵が食物中に入っていたためであると述べており[*8]，パリ大学のN. アンドリー氏[*9]が1699年に記載したような，手入れの悪い歯にたまった歯垢中に小さな生物がいることを疑っている[*10]。

　フォシャールは，現在は発育不全や発育異常と言われている病状についてたぶん初めて記載し，それらを鉄の錆にたとえている[*11]。第10章で，フォシャールは弓錐を用いて髄腔への開口部を広げたり，狭い髄腔を拡大したりする方法を記載しているが，それは近代的歯科エンジンの予兆である[*12]。

　抜歯法について述べる際に，フォシャールは当時のいかさま歯抜き屋の興味深いやり方を記している[*13]。またフォシャールは歯の移植，再植，鉗子を用いた迅速な捻転，拡大弧線，歯鍵，鉗子を用いた短時間での歯の矯正を行った[*14]。

　歯の充塡に関して，フォシャールは最初に，現在と変わらないやり方で，「齲窩を掻爬」し，次いで齲窩を焼灼し，最後に桂皮油を塗っている。したがって，フォシャールは充塡時に屑片を残しておくことの危険性を理解しており，当時その言葉はなかったが，現代の無菌操作を予期して防腐剤を使用した。充塡材料としてフォシャールは鉛と錫を好み，これらを薄い箔に伸ばし，種々の大きさの切片にして齲窩に挿入し，圧縮してつや出しをした。フォシャールは，金は齲窩によくなじまないと考え，また金の使用は贅沢であると見なしていた。

　フォシャールは，義歯製作上の技術を明確かつ詳細に記載した最初の人物である。用いた材料は人間の歯，カバの牙，ウシの骨および歯，セ

イウチの牙であった。明らかにフォシャールには模型や鋳型使用の知識が欠けていた。なぜなら彼は正確に適合させるために，コンパス，紙型を用い，口腔内装着を頻回に繰り返すことをしていたのであるから[*15]。フォシャールは，自分が発明した上顎義歯を歯がない上顎にクジラひげで補強した金属製バネで固定する方法を述べている。フォシャールは上顎義歯固定用に螺旋状バネも記しているが，推奨はしていない[*16]。

　ギュモ[*17]によれば，フォシャールは義歯にエナメルを引く方法をはじめて記載した人物でもあるということを記しておかなければならない。フォシャールはカバの牙で義歯を作り，その前面に金の小片を取り付け，その上に歯の形にエナメルを引いた[*18]。1746年に発行された第2版で，上顎義歯の固定に吸引の原理を応用したことを述べている[*19]。フォシャールは歯槽膿漏の臨床像を最初に正確に紹介した。この疾患は1世紀以上にわたりフォシャール病として知られていたが，後に誤ってリッグス病と言われていたものである[*20]。

　フォシャールは，初版の序文で自分の考えを紹介する方法の概略とその理由について語る。それらは今日でもなお非常に興味深い。「私は実際に互いに異なる100以上の病気を示すが，これは今日まで他の著者達によって示された病気の数をはるかに超えている。私はこれらを3種類に分類する。第1類は原因が外部にある病気を含む。第2類は原因が隠されている病気であり，第3類は，時に発生する症候性疾患を含んでいる。この第3類の中できわめて特異な歯の障害を報告する。そして最後にこれらを予防する方法や治療する方法について詳述する[*21]。

　歯肉と歯の親和性の故に，一方の病気が容易に他方に伝染するという事態を招いている。それゆえ私は歯肉の病気についても論ずる。次いで手術の方法に話を移す。抜歯手術は世間一般で想像するよりもはるかに多くの慎重さと知識を必要とする。私は歯を清掃したり，歯にヤスリをかけたり，剥離器で削ったり，歯を焼灼したり，歯に鉛を充填する際に

注意すべき事項を述べる。私は歯の偏位を治す方法や，歯の配列を正す方法や，歯が失われたときにはこれを補充したり，動揺した歯を補強する方法について論ずる[*22]。

　私は多くの人工装置を製作し，一部の歯や歯全部の喪失を補う方法を発明した。これらの人工装置は非常にうまく歯の代わりをするので，完全に自然の歯と同じように役立っている。これに関して私はできるかぎり正確な記述を行う。口腔の疾病や，これらを生み出す病気は，時として非常に頑固で悪性なので，顎骨や，軽くとも，歯槽を完全に，あるいは部分的に破壊する。そのため唾液や食物の一部が通常の経路を通って運ばれずに，鼻から漏れ出たり，鼻腔を通って流れるはずの粘液が口腔内に排泄されたりする。そうなると，声はもはや明確に発音できず，また呼吸するにも苦労することになる。こうした症状を治療するために，私は5種類の口蓋栓塞子（こうがいせんそくし），すなわち患者が失ってしまったこうした部位の働きを回復できるような5種類の装置を発明した。これについてはきわめて詳細に記述する[*23]。

　私はまた，この概論に歯を手術するために適した種々の器具に関する説明や使用方法を付け加える必要があると考えた。私はこうした器具のいくつかを便利に使用できるように改良し，またいくつかを発明した[*24]。

　本書第1巻の後部頁に，私が手当をしたり，治した非常に珍しい71例の観察を，同様の症例にあたって取るべき方針とともに載せた。本書を有益にするものは何一つ書き落とさぬように，私は40葉（第2版と第3版では2葉の図版が追加されている）の自然状態にある歯，形の悪い歯，位置異常の歯，あるいは大きすぎる歯，歯や他の口腔内部位から除去された歯石や骨を示す図版，そして処置に必要な器具類，歯列の一部あるいは歯列全体を置き換える人工装置，またすでに述べた5種類の口蓋栓塞子を示す図版を彫らせた[*25]。

　最後に，私はこの概論の中に不可欠な指示を記す。それは，口腔内の

各部分の位置や，手術するために患者にとらせるべき姿勢および歯科医がとるべき適切な姿勢に関するものである。さらに，私は読者に，歯科医の技術の中にある困難を基礎から学ぶ気のない人々，器具の手引きもその解説も読んでみようとしない人々がいることを予言する。また，人によってはあまりにも容易であったり，あまりにもわかりきっているように思われることを述べているので，本書を批判する人々もいるであろう。しかし，私は以下のように前もって反論しておく。つまり，私の意図はすべての人々のために，主として私が実践している外科のこの分野を学びたいと望んでいる人々のために書くことにあり，また，私にとって，最も明確で，最も平易であると思われる方法を修得してもらい，そこから公衆が最高の満足を得られるようにしたいと望んだのである。なお，手術法を学ぶつもりのない読者は，器具の手引きや解説を読まなくとも，彼らにとって有益で，意にかなうような多くの教示を見出すであろう。実際この職業を営むことを望まない人々にとっては，器具の手引きや解説を読むことは非常に退屈であろう」[26]。

　初版出版の1728年と第2版が出版された1746年の間にフォシャールは著書を全体にわたって見直し，表現法を改善し，多くの箇所で，初版の記述を明確にするために説明の注を付け，新しい題材を加え，同時に不要な繰り返しを削除した。このようにして，フォシャールは本文を61頁増やした[27]。有名な歯槽膿漏の臨床像を記したのは第2版である[20]。もっとも病気そのものは数百年前から知られていたのだが。

<原綴と訳注>

*1　原書では『歯科外科医』タイトルが仏語で示され，独語版のタイトルの後ろに仏語タイトルの英訳が記されているが，ここでは仏語タイトルを省略して日本語訳を載せた。独語版のタイトルは独語で書かれており，その英訳は載せられていない。また，「2巻本，」から「12折判」までの部分は原書には "2V. in l. 23p. l., 456 pp., 8 pl., 16 l.: 4p. l., 346 pp., 12 l. 12º." と書かれているため，分かる範囲内で訳出

した。第2版、第3版、独語版についても同様。
* 2 　正しくは 369 頁、*23 を参照。
* 3 　正しくは 368 頁。
* 4 　Augustini Buddei, August Buddeus （1695-1753） 第 4 章の *13 を参照。
* 5 　『歯科外科医』初版、第 1 巻、第 5 章、71-82。第 2 版、第 1 巻、第 6 章、106-117 頁。
* 6 　『歯科外科医』初版、第 1 巻、第 3 章、45-46。第 2 版、第 1 巻、第 4 章、68-69 頁。
* 7 　「歯に関連する疾患の一般的原因」という章は初版にも、第 2 版にも見つからない。内容的には初版の第 5 章、「歯、歯槽、歯肉における固有の疾患、症候性あるいは偶発的疾患の一般的原因：予後、診断および疾患の一覧」、第 2 版の第 6 章、「歯、歯槽、歯肉における固有の疾患、症候性あるいは偶発的疾患——一般的原因、予後および診断」がこれに当たる。
* 8 　『歯科外科医』初版、第 1 巻、第 5 章、99-100 頁。第 2 版、第 1 巻、第 6 章、131-132 頁。
* 9 　Nicolas Andry （1658-1742）
*10 　『歯科外科医』初版、第 1 巻、第 7 章、118 頁。第 2 版、第 1 巻、第 8 章、151 頁。
*11 　『歯科外科医』初版、第 1 巻、第 5 章、95-96 頁、第 2 版、第 1 巻、第 6 章、127 頁に「この病気は何らかの腐蝕性物質がエナメル質を食い荒らすことに起因するのだが、この場合錆が金属表面に与える作用と同様の効果を、腐蝕性物質がエナメル質の表面に及ぼすのである」という記述が、『歯科外科医』初版、第 1 巻、第 5 章、98 頁、第 2 版、第 1 巻、第 6 章、129 頁に「時に日の光が透過するほど実質が透明な歯がみられる。こうした歯は特にクル病患者に見られる。そうした歯の中には多少とも軟らかいもの、硬いもの、脆いものがある」という記述がある。
*12 　『歯科外科医』第 2 版、第 1 巻、第 10 章、171 頁。初版には記載がない。
*13 　『歯科外科医』初版、第 1 巻、第 8 章、122-125 頁。第 2 版、第 1 巻、第 28 章、155-161 頁。
*14 　『歯科外科医』初版、第 1 巻、第 27 章、317-330 頁。第 2 版、第 1 巻、第 28 章、359-372 頁。
*15 　ドイツの歯科専門外科医 Philipp Pfaff は著書『人の歯とその疾患』（1756 年）の第 77 章にロウを用いて印象を採取し、それを型にして石膏で模型を作る方法を記している。
*16 　『歯科外科医』初版、第 2 巻、第 18 章、275 頁。第 2 版、第 2 巻、第 18 章、282 頁。
*17 　Guillemeau　（? - ?）

*18 『歯科外科医』初版, 第 2 巻, 第 19 章, 276-282 頁。第 2 版, 第 2 巻, 第 19 章, 283-288 頁。
*19 『歯科外科医』第 2 版, 第 2 巻, 第 25 章, 352-353 頁。初版には記載がない。
*20 『歯科外科医』第 2 版, 第 1 巻, 第 22 章, 275-278 頁。初版には記載がない。
*21 『歯科外科医』初版, 第 1 巻, 序文, 10 頁。第 2 版, 第 1 巻, 序文, 11 頁。
*22 『歯科外科医』初版, 第 1 巻, 序文, 10-11 頁。第 2 版, 第 1 巻, 序文, 11-12 頁。
*23 『歯科外科医』初版, 第 1 巻, 序文, 11-13 頁。第 2 版, 第 1 巻, 序文, 12-14 頁。
*24 『歯科外科医』初版, 第 1 巻, 序文, 13 頁。第 2 版, 第 1 巻, 序文, 14 頁。
*25 『歯科外科医』初版, 第 1 巻, 序文, 13-14 頁。第 2 版, 第 1 巻, 序文, 14-15 頁。
*26 『歯科外科医』初版, 第 1 巻, 序文, 14-16 頁。第 2 版, 第 1 巻, 序文, 15-17 頁。
*27 『歯科外科医』初版の第 1 巻本文は 456 頁, 第 2 巻本文は 346 頁, 合計 802 頁であるのに対して, 第 2 版の第 1 巻本文は 494 頁, 第 2 巻本文は 369 頁, 合計 863 頁であり, 第 1 巻本文は 38 頁, 第 2 巻本文は 23 頁増加している。ただし, 初版本文は 1 頁 29 行で組まれているが, 第 2 版本文は 1 頁 30 行で組まれている。なお, 初版と第 2 版の相違については, 髙山直秀「ピエール・フォシャール著『歯科外科医』：初版と第 2 版の相違について」日本歯科医史学会誌　1983；10：76-79 を参照されたい。
*28　V. Blatter（？-？）

第 8 章 『歯科外科医』 記述対象となっている主題

　フォシャールの著書を総論的に，次いで各論的に分析する前に，その配列を見ておくことは有用であろう。初版は 12 折判の 2 巻からなり，40 葉の銅板画の図が挿入されている。第 1 巻は，序文，目次，正誤表[*1]などを除いて 456 頁あり，37 章に分けられている。第 2 巻は，目次を除いて 346 頁あり，24 章に分けられている。したがって，両巻併せて 61 章になる。第 2 版と第 3 版は 64 章あり，第 1 巻に 1 章，第 2 巻に 2 章加えられている。

　第 1 巻で，フォシャールは歯科学の基本事項を扱っている。すなわち歯の解剖，生理，病理，さらに，いくつかの治療上の原則を示すために症例を挙げている。第 2 巻では，手術法，使用器具，さらに義歯が徹底的に述べられている。

　私の考えでは，歯科学の最初の包括的な解説本として，この著書は英語圏では，サミュエル・S.フィッチ[*2] が 1829 年に刊行した "A System of Dental Surgery" 『歯科外科大系』および 1845 年に発刊されたチェーピン・A．ハリス[*3] の "Principles and Practice of Dental Surgery" 『歯科外科の原理と実践』までは比肩するものがなかった。

　この偉大な著作の中で扱われている主題の一覧を注意深く読むことで，著者がいかに十分かつ体系的に歯科学の全分野を記述したかが分かるばかりでなく，フォシャール時代の歯科医術は抜歯と歯の差し替えが主体であったという常識を覆すものであることが理解できるであろう。各章の章題は以下の通りである[*4]。

第 1 巻の目次
第 1 章　歯の構造，位置，周囲との関係および歯の起源と発育
第 2 章　歯の有用性と歯を保持するためのわずかな注意
第 3 章　歯を保持するために守るべき食養生と生活態度
第 4 章　歯を清潔に保持し，歯肉を引き締める方法：このために有用な，あるいは有害な練り薬，水薬および粉薬
第 5 章　歯，歯槽，歯肉における固有の疾患，症候性あるいは偶発的疾患の一般的原因，予後，診断および疾患の一覧
第 6 章　歯の知覚と歯にしみる感じ
第 7 章　歯の齲蝕の種類とその原因
第 8 章　歯の齲蝕について：齲歯を剥離器で削る前に必要な観察
第 9 章　歯の上に形成される歯石とその悪影響
第10章　以下の章で述べる実践に関する全般的概念
第11章　歯との関係からみた口腔各部位の位置，手術を受ける患者の位置と術者の位置，および患者と術者の種々の姿勢
第12章　抜歯前，抜歯中，また抜歯後に注意すべき事項
第13章　牙関緊急および口が何らかの事故のために固く閉じ，手術しなければ患者に食物を摂らせることも，口腔内で起きていることを識別することもできないほどになったときに口を開く方法
第14章　歯肉の構造，広がり，周囲との関係およびその働き
第15章　歯の萌出によって引き起こされる歯肉の病気，および歯の萌出を容易にするために適した手術
第16章　歯肉のありふれた腫瘤，およびこれを摘出するために適した手術
第17章　エプーリス，すなわち歯肉の表面から突出した肉性の腫瘤，およびその摘出に適した手術
第18章　パルーリス，すなわち歯肉に，充血，炎症，時には鬱血，漏

出，滲出によって形成される膿瘍，およびその治療法
第19章　歯肉に生じる潰瘍，およびその治療法
第20章　歯の病気の際に歯肉に生じる瘻孔，およびその治療法
第21章　壊血病が歯，歯肉，顎骨に及ぼす悪影響，およびその治療法
第22章　歯の齲蝕が，歯の直近部位をはじめ，さらに離れた部位に生ずるきわめて重大な障害
第23章　歯に関する10例の観察
第24章　生え代わった歯に関する6例の観察
第25章　遅れて萌出する歯，あるいはまったく萌出しない歯に関する観察
第26章　さまざまに癒合した歯に関する5例の観察
第27章　変形歯や歯列不正歯に関する12例の観察
第28章　後に癒着を起こした歯の真性脱臼の1例
第29章　歯の移植[*5]
第30章　上顎洞内に押し込まれた歯に関する2例の観察
第31章　歯あるいは歯の周囲に形成された石様の腫瘤に関する3例の観察
第32章　歯に起因する激しい頭部痛に関する4例の観察
第33章　壊血病が口腔に引き起こす障害に関する2例の観察
第34章　歯に起因する腫瘤，および膿瘍に関する12例の観察
第35章　残根，あるいは破折歯などの摩擦によって生じた舌，頬，歯肉の擦過傷に関する観察
第36章　最後方臼歯の圧迫に起因する頬内側および歯肉の胼胝（へいてい）状の潰瘍
第37章　6例の希有な観察，歯髄ポリープ，希有な歯の齲蝕，犬歯の歯髄腔中で生成され穿孔用のキリで排出された膿，数本の歯の喪失に合併した巨大なカルチノーム様の骨瘤，齲蝕をなおざりにした結

果生じた大きな膿瘍，歯の視診から導き出される診断

　第2巻には下記のような24章が収められている。
第1章　鉄製あるいは鋼製の器具は歯に有害であると信じている人々の誤り
第2章　歯石を除去するために適した器具
第3章　エナメル質を傷つけずに，歯石を剥がし，除去して口腔内を清掃するための秩序だった手術法
第4章　歯をヤスリで削るための手術法，諸注意と使用すべきヤスリの選択
第5章　齲蝕になった歯を手術するために便利な諸器具
第6章　歯に鉛充填するのに役立つ諸器具。首尾よく行うために必要な諸注意と諸条件
第7章　歯を焼灼する方法
第8章　彎曲歯，歯列不正歯，および脱臼歯について。歯を矯正し，固定し直すために役立つ器具と手術法
第9章　動揺歯を固定し直すための手術法
第10章　抜歯手術に役立つ器具。歯肉剥離器，押し棒，鉗子つまりヤットコ，梃子およびその使用法
第11章　新しいペリカンの詳細な記述と従来使用されていたものの欠点
第12章　他のどのような器具を用いても，簡単には抜歯できないような歯を抜去するために役立つペリカンの使用法
第13章　欠損歯を補うために巧みに仕上げた人工歯
第14章　ウシの足の骨を白くする方法。処理した骨は人工歯あるいは人工歯列の一部を作るために役立つ
第15章　天然歯の喪失によって生じた欠陥を修復するのに適切な人工

歯，および人工装置を作るために役立つ諸器具

第16章　天然歯に孔を穿ったり，天然歯あるいは天然歯の一部に人工装置をはめ込んだり，固定するための方法，人工装置を組み立てるために最適な各部の大きさ

第17章　下顎歯列をはさむ金製ないし銀製の半円形の装置にバネで連結した上顎用総義歯の記述とその使用法

第18章　上顎用装置がバネによって下顎用装置に連結されている上下顎総義歯の記述

第19章　人工歯あるいは人工歯列の外見をより均一に，より美しくするためにエナメルを引く方法

第20章　対をなす2枚の羽根と蝶番を備え，ナットで固定する口蓋栓塞子(こうがいせんそくし)の記述と使用法

第21章　羽根を蝶番なしで取りつけられる，部品が少ない口蓋栓塞子の記述と使用法

第22章　柱身がなく，人工歯列を備えた口蓋栓塞子の使用法。この装置の羽根は前記のものと形が異なり，互いに独立して，特殊な構造の雄ネジで固定される。第4の小形の栓塞子についても述べる

第23章　骨製の栓塞板をもった口蓋栓塞子の使用法。この栓塞子は前記のものと同様に人工歯列を備え，柱身がなく，一方が右へ，他方が左へ回るように取りつけられた2枚の羽根を持つ

第24章　新しい外科学概論のある章に関する考察（この外科学書が発行された時期は，フォシャールが原稿を書き上げた後だが，まだ本として出版される前のことであった。フォシャールは書名も著者名も記していない。本書には歯に関する記載が約68頁にわたって見られ，フォシャールはその一部に誤解を招くような記述を認めた。このためフォシャールは自著の最後の章をこれらの記述への反論にあてた）。

第8章 『歯科外科医』記述対象となっている主題　61

＜原綴と訳注＞
* 1　『歯科外科医』第2版，国王の出版許可の後に2行の正誤表がある。初版に正誤表はない。初版にも第2版にも索引がある。
* 2　Samuel Sheldon Fitch （？-1830年頃）
* 3　Chapin Aaron Harris （1806-1860），第1章の*1を参照。
* 4　『歯科外科医』初版の目次なので，第1巻が第37章，第2巻が第24章で終わっている。
* 5　『歯科外科医』初版の目次では「元の歯槽に再植した歯，あるいは他人の口の中に移植した歯に関する5例の観察」となっている。

第9章　フォシャールと解剖学

　第1巻，第1章では，歯，歯根，歯槽に関する優れた記述が，特筆すべきいくつかの奇形の記載とともに見られる。フォシャールはまた1699年にアカデミー会員のド・ラ・イール[*1]が示した，歯の顕微鏡的解剖についても記述している[*2]。歯髄腔と歯根管について，血液および神経分布とともに記し，さらにエナメル質の顕微鏡的構造を述べ，次いで乳歯と永久歯について考察している[*3]。

　フォシャールは乳歯萌出時期の子どもの病気について語り，必要があれば歯肉を切開することを強く勧めているが，この処置は今もなお正統なものとして受け入れられている。たとえば，フォシャールは切歯の萌出に際して歯肉切開するときは歯列弓と同じように弧を描いた単純切開を行い，臼歯の場合は十字切開をすると述べている[*4]。

　フォシャールの解剖学的考察には短く触れておく価値がある。彼は歯槽を覆ったり囲んだりしている肉質の物質を歯肉と言うと記している。「歯肉は，骨を直接覆っている骨膜と呼ばれる膜と口腔内部を覆っている膜の続きである。歯肉は骨性の歯槽辺縁部とともに歯を支え，固定するのに役立っている[*5]。

　個々の歯は二つの部分に区別できる。第1の部分は外側に現れている部分で，歯槽の中には埋まっていない。ここは歯体部と名づけられており，通常その基部には，歯頸部と呼ばれる多少ともはっきりした環状の小さなくぼみが認められる。ここは一部が歯肉に覆われている。第2の部分は歯槽の中に隠れている。この部分は歯根部と呼ばれている[*6]。

上下顎の前方に位置する各4本の歯は切歯と呼ばれるが，この名は『切る』という意味のラテン語に由来する。実際これらの歯の突き出た先端は食物を切るためにとてもよく適している。犬歯は切歯の後ろ隣にある。その数は上下顎に2本ずつである。これらはイヌの歯の一部に似ていることから犬歯と呼ばれている。犬歯のすぐ後方に，小臼歯が2本，大臼歯が3本ずつある。これらの歯は前方の2本が後方の臼歯よりも小さく，また歯体部先端の隆起が少ないという関係から，あるいは前の2本の歯根数が後にある歯の歯根数より少ないという理由から，小臼歯と大臼歯に区別される[*7]。

　上下の顎が閉じられると，下顎臼歯の隆起は上顎臼歯の小窩にはまり，逆に上顎臼歯の隆起は下顎臼歯の小窩に合わさる。この位置関係のために臼歯は非常に硬い食物を砕いて細かくすることに適したものとなっている。こうして臼歯は切歯と犬歯が準備を始めた食物の破砕を完遂する[*8]。

　歯の形態に関して見られる多様性は非常に大きいので，自然がときどき歯に与える驚くべき不思議な姿をすべて報告することは不可能である。もしも自然が，歯以外の人体部分の形についても同様の変化を与えたならば，奇形がない人を見るのはまれになってしまうであろう」[*9]。

　フォシャールは「歯の齲蝕」という術語を導入し，「歯の虫」説を捨ててより科学的な説明を行った最初の人だと信じられている。多くの人々が，一部の医師も，歯の虫が歯の病気の真の原因であると信じる風潮であった当時，歯痛，齲蝕，およびその他の歯の病気の原因は歯の虫ではないというフォシャールの議論は予想外に興味深い。もちろん，歯の虫説は観察，たとえばヒヨスのような植物を焼くとその煙で虫が弱って歯から落ちるといった観察に基づいたものとされている[*10]。

　1699年にパリ大学のアンドリー教授[*11]は顕微鏡を用いて，教授にとっては満足なことに，こうした虫を発見した。そしてこの虫は，不潔

にしていたため歯の表面に蓄積した歯垢の下で発生したものだと考えた。アンドリー教授の報告によれば，この虫は顕微鏡を用いて酢の中に発見された虫ときわめてよく似ていた。その虫の小さく丸い頭には特徴的な小さな黒い斑点があり，頭部以外は細長かった。教授は，この虫が歯を少しずつ食いかじり，呼気に悪臭を生じさせるものと確信していた。しかし，歯の虫が激しい歯痛を引き起こすことはなく，この虫がいることはむず痒さと鈍痛で分かると考えていた[*12]。

フォシャールはこの見解を確認するため，あるいは反論するために多くの研究を行った。口腔内の「薄膜」や歯の周囲に蓄積した歯石や抜いたばかりの歯の齲蝕部を多数観察したが，そこに虫を発見することはできなかった。1582年にエマール[*13]は歯に形成された齲窩について一連の観察を行ったが，いかなる虫も発見できなかった[*14]。これによりフォシャールは自身の見解を強めた。

フォシャールは歯の虫が激しい歯痛を引き起こすとの確信は誤りであるとの見解を表明する。彼は「この虫の実在を自分の目で確認するために，自分にできるだけのことを行った。私は入手できるかぎりの優秀な顕微鏡を使用して，抜いたばかりの歯や齲歯，歯の周囲に蓄積している種々の硬さの歯石を多数観察したけれども，そこに虫を発見することはできなかった。歯は時折，内因によって齲蝕になるが，エナメル質やその表面が完全で，少しの変化もない以上，歯の虫が内因性齲蝕[*15]を引き起こすとは考えられない」と記している[*16]。

<原綴と訳注>
* 1　Philippe de la Hire（1640-1718）フランスの数学者，王立科学アカデミー会員。
* 2　『歯科外科医』初版，第1巻，第1章，23-24頁。第2版，第1巻，第1章，24-25頁。
* 3　『歯科外科医』初版，第1巻，第1章，7-8頁，29-32頁。第2版，第1巻，第1章，8-9頁，31-33頁。

* 4 『歯科外科医』初版，第1巻，第15章，179-180頁。第2版，第1巻，第2章，54-55頁。
* 5 『歯科外科医』初版，第1巻，第1章，4頁。第2版，第1巻，第1章，4頁。
* 6 『歯科外科医』初版，第1巻，第1章，4頁。第2版，第1巻，第1章，4-5頁。
* 7 『歯科外科医』初版，第1巻，第1章，4-6頁。第2版，第1巻，第1章，5-7頁。
* 8 『歯科外科医』第2版，第1巻，第1章，7頁。初版には記されていない。
* 9 『歯科外科医』初版，第1巻，第1章，13頁。第2版，第1巻，第1章，14頁。
*10 『歯科外科医』初版，第1巻，第7章，117頁。第2版，第1巻，第8章，150頁。
*11 Nicolas Andry（1658-1742）
*12 『歯科外科医』初版，第1巻，第7章，118-119頁。第2版，第1巻，第8章，151-153頁。
*13 Urbain Hémard（1548-1618） フランスの外科医，後に歯科学を学び，1582年にフランス語で書かれたものとして最初の歯科専門書を刊行した。
*14 『歯科外科医』初版，第1巻，第7章，119頁。第2版，第1巻，第8章，152頁。初版にはエマールに関する記述はない。
*15 髄室内の齲蝕を指している。初版，第1巻，第5章，77-78頁，第2版，第1巻，第6章，112-113頁に「4. 歯の表面はどこも侵さず，髄質や歯根管の内側を侵す齲蝕」と書かれている。
*16 『歯科外科医』初版，第1巻，第7章，120頁。第2版，第1巻，第8章，153頁。

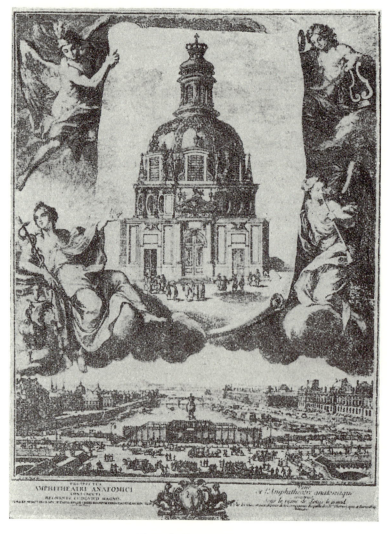

図16　解剖学円形講堂
コルドゥリエ通り

第 10 章　フォシャールと齲蝕および歯痛

　フォシャールによれば，歯の齲蝕は歯の骨性線維にしみ込んだ体液が，線維を構成する粒子を外して線維を破壊することによって生じる。齲蝕の外因として，打撃，ヤスリの不適切な使用，酸の塗布，唾液の変質，熱さや冷たさの衝撃，そしてある種の食べ物をあげている。ちなみにフォシャールは「歯の清掃をまったくあるいはほとんど気にかけないことが通常歯を破壊するすべての病気の原因となる」[*1]と強調している。フォシャールは当時すでに使用されていた歯ブラシに賛成せず，代わりに小さな海綿の使用を支持している[*2]。

　フォシャールは歯に起因する反射性疼痛の例を多数あげている。これらは，疼痛の座と思われる部位を種々の方法で治療したが，効果がなく，歯の病状を考慮して適切に治療して初めて治まったものであった。

　特に，耳痛は齲蝕に起因すると判明したことがしばしばあり，歯を適切に治療することによってただちに痛みは治まった。しかし，患者が非常に激しい痛みを経験した後にはじめて歯の治療がなされたこともあった[*3]。フォシャールは，頭痛もまた齲蝕に起因することが，特に治療を怠って病変が歯肉あるいはさらに奥まで及んだときには，まれでないことに気づいていた。19 世紀になっても，この種の疼痛に対して，抜歯がごく普通に行われていたことを考えれば，フォシャールが反射性疼痛を引き起こしている歯のうちの，少なくとも一部を抜歯せずに治したことはむしろ感嘆すべきことである[*4]。

　フォシャールは症例を正確に記述し，しばしば患者の氏名を記載した。

そればかりでなく，患者を紹介してきた外科医にも言及している。したがって，彼の症例報告に関する信頼性を疑う余地はない。今日フォシャールほど率直に症例報告を書く者はきわめて少ない。そしてフォシャールほど率直さの効果を生み出している者を私は知らない。この率直さのゆえに，彼の著書が今日なお読む価値がきわめて高いのであるが，それは率直かつ誠実に報告された注意深い観察は，学説が世代を追って価値を失って行くのに対して，価値を保ち続けるからである。

フォシャールはこうしてこっけいな歯の虫説に終止符を打ち，齲蝕が生み出される過程について理にかなった説明を見いだそうと努力した。「初期の齲蝕」は三つの方法で治せるとフォシャールは述べている。第一は桂皮油と丁子油の混合物またはどちらか一つの塗布であり，第二は焼灼であり，第三は鉛や錫ないし金の充填である[*5]。

フォシャールは次のように述べている。「齲蝕が疼痛を引き起こすほど進んだ場合には，齲蝕を除去し，齲窩に桂皮油か丁子油で湿した小さな綿球を詰めなければならない。綿球を詰めるときに圧迫しすぎないように注意する。4〜5日後に齲蝕部をさらに除去できる。この方法を続けたのちでも疼痛が治まらない場合には，焼灼しなければならない。その後しばらくして鉛を充填する。ただし，時には鉛を保持することがほとんど不可能な性状の齲窩がみられるので，齲窩の性状が許す場合だけではあるが。齲蝕が歯髄腔にまで進行した場合には，歯髄腔に膿瘍を形成することがある。膿の貯留を認めるとき，私は齲蝕部を除去するだけに留める。このとき私は探針を歯髄腔の中に入れて膿の排出を容易にする。膿が排除されるや否や疼痛は止む。その後1〜2ヵ月間患者を安静にさせ，そして齲窩に鉛充填する」[*6]

充填材料についてフォシャールは次のように述べている。「薄い錫箔は鉛よりも好ましい。それは鉛のほうが速く黒くなり，あまり長持ちしないからである。齲窩を充填するためにはこの二つは金よりも好ましい。

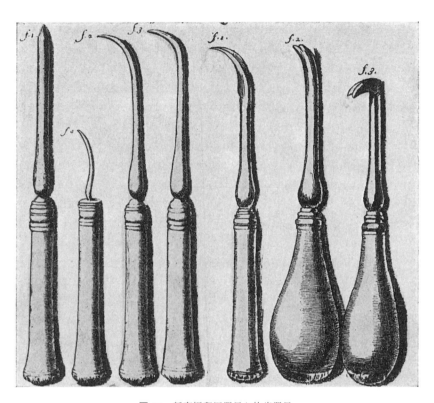

図17 齲窩搔爬用器具と抜歯器具

なぜなら錫や鉛は金よりも軽く，齲窩の中の凹凸に適合するからである。加えて金は高価であり，世間の人たちすべてがこのために支出する気があるわけではなく，またそうできるわけでもない」[*7] 金属箔は，柔らかい金円柱の流行後しばらくして導入されたもので，箔は3種の押し棒で圧縮された。

歯痛に対して，フォシャールはある種の外用薬の局所使用を勧めているが，それは局所外用薬がある程度歯に貯留している「体液」の流れを変えること（反対刺激）により歯痛の緩和に役立つと考えるからである。次いでフォシャールは歯痛に対する膏薬の処方を多数あげている[*8]。

フォシャールは歯痛の奇妙な治療法を多く収載しているが，その多くは民間治療である。フォシャールは思考を乱されることなく，次のように述べている。「このような治療法を歯科学書で語ることはペテン師たちがカモを，つまり信じやすく，少しは物わかりが良いと思われる人々を騙す手口を明らかにするためにすぎない。この連中は，男も女も，あらゆる職種の信じやすい人々を騙して金を貯めているのである」[*9]

フォシャールがこうしたインチキ治療師や彼らの歯痛治療薬について述べていることは非常に興味深い。いかさま師の中には秘薬つまり特別な飲み薬を売る者がいる。また，ある者は膏薬で，ある者は祈りや十字を切ることで奇跡を起こすと保証している。別の者は，歯痛の原因と信じられている歯の虫を殺す種々の秘薬を売っている。インチキ治療師たちはこの種の商売では，これまで公衆の信じやすさを悪用してきたし，これからも悪用していくであろう[*10]。

フォシャールはさらにある種の治療法について議論を進めて，これらの治療法はこれまで歯痛に推奨されてきており，たぶん中には実際に治療的な力をもつ方法もあると述べる。これらの治療法の一つに歯の齲蝕部位を硫黄油で焼灼するというものがある。焼灼は硫黄油の小滴を細い筆で齲歯に運んで行う（硫黄油とは現在我々が天然硫酸と呼んでいるも

のである。硫酸は現在でも同様の方法でいくらか使用されているので，このことは興味深い）。フォシャール自身はこの方法を非難しているが，それは腐食性の酸を使用することはむしろ危険であると彼が信じているからである。腐食性の酸は期待したよりもずっと広い範囲に作用するが，この作用を限局させることは困難であり，酸は容易に歯肉に入り込んで，ここに障害を引き起こすからである。

　ひどい歯痛の場合にフォシャールが推奨する外用薬の処方が記されている。これらの外用薬は主に，ショウガ，ニクヅク，チョウジ，クロコショウなどの香辛料や他の物質の抽出物から成っている[*11]。フォシャールは噛みタバコが歯痛に効くことを発見した人たちがいることを暗示しているとさえ思える[*12]。

　フォシャールは彼の時代を完全に超えていたわけではなく，当時の奇妙な見解の一部を共有している。それは次のような推奨をしていることからよく分かる。彼の著書から文字通り翻訳すると「私は次に記す処置法で，ほとんど全部の歯が齲蝕になり，きわめて頻繁に充血や疼痛に悩まされている多くの人々の症状を非常に軽くしてきた。

　それは毎日，朝と就寝前に，自分が歯以外の病気はないと思われれば，排泄したばかりの自分の尿を匙に数杯分とり，これで口を漱ぐことである。この際尿はしばらく口の中に含んでおく。そしてこの方法を何日も続けなければならない。この療法は非常に有効で，非常な緩和をもたらすが，あまり心地よくないことも事実である。

　私からこの方法を助言され，それを実行した人々のうちには，今までずっと悩まされていた全身のいろいろな不具合から解放されたと私に明言した人がいる。ほとんどの人が当初はすこし苦痛を感じる。だが人は自分の休息と健康のためには何でもするのではないだろうか」[*13]

　当時，尿は病気になった多くの部位を治すうえで助けになると考えられていた。尿は洗眼液として用いられていた。それは塩分を含む尿が血

液の比重からあまりかけ離れておらず、浸透圧を保つよい方法であったからだと思われる。フォシャールはニコラ・レムリイ*14 の『化学教程』や他の著者から当時考えられていた尿の組成を引用している。フォシャールは尿が多量の揮発性塩を含んだ漿液からなり、どちらかというと速く揮発するアンモニア化合物を含むと述べている。尿を利用できない人は、代わりに「調整した尿の精」、つまり液体アンモニアを、ブランデー 3, 4 オンスと混ぜて、使いやすくするためにミズタガラシまたはミントの煎じ汁と混ぜて使用できるとしている*15。

　フォシャールは甘みや芳香性のある歯磨き剤の処方を多数紹介した。つまり古風な練り歯磨き、歯磨き粉そして含嗽薬である。広く用いられた彼の芳香性練り歯磨きの組成は次のようである。「ラック樹脂、調整したサンゴ、竜血、阿仙薬をおのおの 1 オンス、桂皮、丁子、除虫菊の根をそれぞれ 6 ドラム、紫檀、イカの甲、焼いた卵殻を各 1/2 オンス、焼き塩を 1 ドラムとり、これらすべてを粉にし、絹布のふるいにかけ、十分量のバラ蜜と混合して練り薬にする」*16。もし、患者が粉薬を好むなら、上記の混合物からハチミツを除去するか、ある程度類似の組成をフォシャールは推奨している。フォシャールの主な含嗽薬は、通常の香辛料の活性成分、ゴム、焼き明礬の弱アルコール溶液である。患者には必要時にスプーン 1 杯をグラス 1 杯の水に入れて使用するよう助言している。

<原綴と訳注>
*1 『歯科外科医』初版、第 1 巻、第 5 章、69 頁。第 2 版、第 1 巻、第 6 章、104 頁。
*2 『歯科外科医』初版、第 1 巻、第 1 章、51 頁。第 2 版、第 1 巻、第 5 章、73-74 頁。
*3 『歯科外科医』初版、第 1 巻、第 32 章、第 3 の観察、第 4 の観察、375-381 頁。第 2 版、第 1 巻、第 34 章、第 3 の観察、第 4 の観察、415-421 頁。
*4 『歯科外科医』初版、第 1 巻、第 32 章、371-381 頁。第 2 版、第 1 巻、第 33 章、411-421 頁。「歯に起因する激しい頭痛に関する 4 例の観察」では 4 例とも抜歯後に頭痛が消失している。

*5 『歯科外科医』初版，第1巻，第8章，126頁。第2版，第1巻，第9章，161頁。初版では「第1は桂皮油か桂皮エキスと丁字エキスとを混合して，あるいは別々に用いる方法であり，第2は焼きゴテをあてる方法，そして第3は鉛を利用する方法である」と書かれているが，第2版では「第1はヤスリや骨膜剥離器による方法，第2は鉛の充填，第3は桂皮油か桂皮エキスと丁字エキスとを混合して，あるいは別々に用いる方法，そして第4は焼きゴテをあてる方法である」とヤスリや骨膜剥離器の使用が加わっている。
*6 『歯科外科医』初版，第1巻，第8章，127-129頁。第2版，第1巻，第9章，162-164頁。
*7 『歯科外科医』初版，第2巻，第6章，68頁。第2版，第2巻，第6章，69頁。
*8 『歯科外科医』初版，第1巻，第8章，130-132頁。第2版，第1巻，第9章，165-167頁。
*9 この部分に相当するフォシャールの記述は発見できないが，『歯科外科医』初版，第1巻，第8章，123頁および第2版，第1巻，第9章，156頁の記述が近い。
*10 『歯科外科医』初版，第1巻，第8章，123-124頁，第2版，第1巻，第9章，156-157頁。
*11 『歯科外科医』初版，第1巻，第8章，130-131頁。第2版，第1巻，第9章，165-166頁。
*12 『歯科外科医』初版，第1巻，第3章，45-46頁。第2版，第1巻，第4章，69-70頁。
*13 『歯科外科医』，第2版，第1巻，第9章，167頁。初版には記載がない。
*14 Nicolas Lémery（1645-1715）フランスの医学・薬学・自然科学者。著書『化学教程』"Cours de Chimie" は長い間薬学者，化学者の指導書の地位を占めていた。
*15 『歯科外科医』第2版，第1巻，第9章，168頁。初版には記載がない。
*16 『歯科外科医』初版，第1巻，第4章，54頁。第2版，第1巻，第5章，77頁。

第11章　フォシャールと抜歯および歯科手術

　フォシャールは抜歯に関する芸術家であった。彼はどちらかと言えば簡単な器具を用いて，自称歯抜き師たちを打ち負かした。フォシャールは，可能なときはいつでも，自分が改良したペリカンないし自分が設計した2，3の単純な鉗子を好んで用いた。

　フォシャールは，歯に対して行う手術に関して以下のように記している。「歯に施す手術には，歯を清掃すること，歯を立て直すこと，歯を短縮すること，齲蝕を除去すること，歯を焼灼すること，鉛を充填すること，歯間を離開すること，歯列を整えること，歯を固定すること，単に歯を歯槽から抜くこと，歯を再び同じ歯槽に植えること，抜去した歯を別人の口腔内に植えること，さらに歯が欠損した部位に人工歯を補塡することなどがある[1]。

　これらの手術はいずれもが，これを実施する者に，手際よく確実で巧みな腕と，完全な理論とを求める。さらにこれらの手術を適切に開始したり，延期したり，断念したりすることを決断するためには，科学的な知識が求められる。すなわち，完璧な歯科医となるために必要な学識は，多くの人々が思っているほど狭いものではない。また初歩の初歩も学ぼうとしない者の手に身を委ねることは軽率で危険なことである[2]。私は患者が受診したときには病変がよく識別できるように，患者を都合のよい位置におくよう努めている」[3]。

　次いでフォシャールは椅子に座らせる患者の姿勢や術者の正しい姿勢について微に入り細に入り述べる。そしてフォシャールはこれまで行わ

れてきたように患者を床に座らせるやり方に，特に抜歯の際には，従ってはならないと注意を喚起する．これまた診療室における革命的な変化である．フォシャールは次のように書いている「私は抜歯に携わる人たちのほとんどが通常患者たちを地面に座らせていることに驚いている．これは不都合で未熟と言うべきものである．加えてこの姿勢は歯を抜かれる人たちにとって窮屈で恐ろしいものである．そのうえ，妊婦にとってこの姿勢は非常に有害である．私にとってさらに驚くべきことは，これは絶対に止めるべきものであるにもかかわらず，現在でもなおこの姿勢が最も好都合であると教示する著者がいることである」[*4]．

　フォシャールの業績をよく見てみると，今日の素人の考えは，実地診療のある面で，フォシャールの時代からあまり進歩していないと思わざるをえない．しかしながら，フォシャール自身は現代の臨床家が持っている見識をすでに備えていた．それは，驚嘆すべき例として，フォシャールの妊婦や乳母の歯の治療に関する見解に注目するだけでよい．彼は妊娠中の抜歯や痛む歯の処置に反対する偏見について，「必要な手術は直ちに行って，持続する苦痛や不眠の苦しみから母親や生まれてくる子どもに引き起こされるかもしれない害や危険，たとえば流産や未熟児，乳児に与える母乳の質の低下などを除去するべきである」と述べている[*5]．

　いかにフォシャールが彼の時代に先行していたかは下記の観察力から最もよく判断できるであろう．「この概論の中で，歯の発生や歯の発育がどのように行われ，歯が生え代わる様式がどのようであり，歯の長所がどのようであり，何が歯を破壊する原因であるかを述べ，またそのうえ何が歯を保存するために適切であり，いかにして技術が歯の変形を修復し，歯を冒す病気を治療できるのかを述べたが，それだけでは十分ではない．さらに私は歯の注意深い診査から得られる診断，および予後に関連した諸事情について注意を喚起しなければならない．これらは人体

に生じる多数の病気に関して，いっそう完全な知識を得るのに役立つものである」*6。

　ヒポクラテス*7，ガレノス*8，アヴィセンナ*9，アエティウス*10，リヴィエール*11，ロンミウス*12，ゴルドン*13，その他多数の著名な著者たちは，ある種の熱性疾患の徴候を報告する際に，目，こめかみ，耳，鼻，舌，唇などの視診から得られる徴候ばかりでなく，さらに歯の色合として現れる徴候をも観察している。このような症例において，歯の色がある疾病の重症度の指標となり，時に近づいている死の徴候ともなる。最もよく歯が保存されている人たちは，通常最も健康で，最も頑強で，最も病気にかかりにくい人々であり，また最も長命な人々である」*14。

　著者の中には，歯の視診から得られる徴候を識別すれば，各自の将来を予言し，その運命を教えることができると主張している人たちがいる。良識ある著者たちが，経験から明らかに誤りと分かる，このような誤りに陥っていることは驚くべきことである」*15。

＜原綴と訳注＞

*1 『歯科外科医』初版，第1巻，第10章，138頁。第2版，第1巻，第12章，183頁。（I-12，66頁）

*2 『歯科外科医』初版，第1巻，第10章，138頁。第2版，第1巻，第12章，183-184頁。

*3 『歯科外科医』初版，第1巻，第11章，143-144頁。第2版，第1巻，第13章，188-189頁。

*4 『歯科外科医』初版，第1巻，第11章，148頁。第2版，第1巻，第13章，193頁。

*5 『歯科外科医』初版，第1巻，第12章，158-159頁。第2版，第1巻，第14章，203-204頁。この部分はフォシャールの記述と若干異なる。

*6 『歯科外科医』初版，第1巻，第37章，451-452頁。第2版，第1巻，第38章，489頁。

*7 Hippocrates （B.C.460頃-B.C.375）

*8 Claudius Galenus （131-210頃）

*9 Avicenna （980-1037）　アラブの医師 Abu ibn Sina のラテン語名。

*10　Aetius（? - ?）　メソポタミア出身の5世紀の医師。
*11　Lazarus Riverius（1589-1655）　フランス，モンペリエ大学教授 Lazare Riviére のラテン語名。
*12　Jodocus Lomminus（1500 頃-1563）　オランダ出身でベルギー，ブリュッセルで活動した医師 Josse Van Lomm のラテン語名。
*13　Gordonius（1250 頃-1320 頃）　フランス，モンペリエ大学教授 Bernhard De Gordon のラテン語名。
*14　『歯科外科医』初版，第1巻，第37章，452-453頁。第2版，第1巻，第13章，489-491頁。
*15　『歯科外科医』初版，第1巻，第37章，455頁。第2版，第1巻，第13章，493頁。

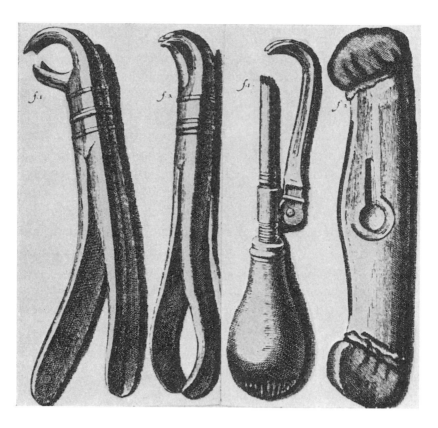

図18 フォシャールが用いた器具
左は歯科鉗子，現在のある種の器具に類似している。右の二つは抜歯鉗子，右から2番目の器具はエレベーター。右端は腕を外したペリカンの本体。

第 12 章　フォシャールと歯列不正歯の矯正

　フォシャール以前にも多くの著者が歯列不正とその治療法について書いている。しかし，記録を見る限り，補正器具についてはほとんど述べられていない。最初の補正器具の形も最初に使用した人物も分かっていない。当時の歯科医が自分の知識を秘密にしていたことから，歯列矯正が18世紀よりはるか以前に始まっていたことには疑いの余地がない。また補正器具は自分が発明したものではないとフォシャールが述べているので，たぶん我々が知るよりも多くの補正器具が発明されていたかもしれない。しかし，1723年[*1]にフォシャールが記述したことにより，歯列矯正分野において明確な新段階となる最初の補正器具を我々は知った。すなわち拡大弧線である[*2]。その主な機能は歯列弓を拡大することであり，その形は理想的な歯列弓を想定したものであった。器具は薄板，弓，小薄片，短い薄片，長い薄片と言われてきたものであるが，実際には我々が現在拡大弧線として知る以上のものではなかった。この拡大弧線は後に，ブルデ（1757）[*3]，フォックス（1803）[*4]，デラバール（1819）[*5]，シャンゲ（1841）[*6]，ハリス（1850）[*7]，ファラール（1888）[*8]，アングル（1889）[*9]らによって改良された。確かに，拡大弧線の導入は補正装置の歴史のなかで最も重要な一歩を記している。そしてこうした補正装置の多くは未完成でかさばって見え，非常に不便でほとんど実際に使用されなかったとはいえ，拡大弧線の機械的原理は1723年[*1]でも今日でも変わりがない。

　フォシャールは，歯列不正を矯正して成功したり，時には驚くべき結

果を得た12例について述べている*10。彼はまた先人の歯科医による歯の移動法を述べている。つまり指での圧迫、塗鑞糸や塗鑞絹糸、金製、銀製、その他適切な材料のバンド、そしてペリカンと直鉗子である。

現在は拡大弧線と呼ばれている「薄板」についてフォシャールは次のように述べている。「歯の傾きが大きすぎて、糸や金線ではこの歯の位置を修正できない場合は金製、あるいは銀製の薄板を使う必要がある。この薄片の幅は、この薄片をあてるべき歯の高さよりも狭くなければならない。この薄片は硬すぎても軟らかすぎてもいけない。そしてこの薄片の両端に、2個の孔を並べてあける。両端の2個の孔に糸を通し、糸の中央部にループを作る。そして歯が唇頬側に傾斜している場合には薄片を唇頬側にあて、歯が舌側に傾斜している場合には薄片を舌側にあてる。続いてすぐそばのまっすぐな歯に、糸の両端を巻きつける。この糸は、薄片が外側にあれば唇頬側から舌側へ、薄片が舌側にあれば舌側から唇頬側に通す。さらにこれを幾重にも交差させて巻き、これらの糸を結んで止める。薄片の一方の端を固定したのち、他端も同じように固定する。この薄片の圧迫力と支持力によって短時間で傾斜歯が矯正されるであろう」*11。

フォシャールだけが当時、歯列不正の矯正を試みていたとは思えないが、自分の発明によって、明らかにより迅速で、より満足できる結果を得ていた。

フォシャールによれば、若い人の歯は成人の歯*12よりも矯正しやすい。なぜなら歯根がさほど大きくなく、歯の周辺部が柔らかいからである。「患者が年配である場合に、この方法を行うと、治療が成功するまでに、かなりの期間を要する」*13。知られている矯正法では長時間を要するため、フォシャールはより迅速で、より容易な方法を試みた。その方法がペリカンの使用と直鉗子の使用であった。この方法によりフォシャール以前には薄片や塗鑞糸を用いて数ヵ月かかっていたことを2－3時間で

成し遂げることができた。

「さらに」とフォシャールは続ける「時には乳歯が決して脱落せず，代生しないことがある。したがって，子どもの歯が動揺していないときには，抜歯をできるかぎり延期しなければならない。とは言え，乳歯の齲蝕による疼痛が非常に耐え難いものになったり，齲蝕が隣在歯を危険に曝すほどになったりして，抜歯手術を延期できないようになることがある。この場合にはただちに抜歯しなければならないが，起こりうる危険を回避するために，慎重に，分別をもって実施しなければならない。子どもの口腔内に歯列不正歯が2本あって，その一方は曲がり，他方がまっすぐである場合，無知な歯抜き師は，しばしば，まっすぐで，よい位置にあり，後に自然に脱落する歯を残して，曲がった歯（永久歯）を選んで抜いており，その結果抜かれた人は残りの人生を歯を1本欠いたまま送ることになる。このような誤りを避けるために守らなければならない原則は，必ず古い歯を抜き，後から萌出した永久歯を残すことである。永久歯は，通常乳歯よりも堅固で，これよりも美しい色をしていることから乳歯と簡単に区別できる」[*14]。

ここでフォシャールは当時のいかさま治療師すべてを痛烈に非難している。彼らは歯科医でないにもかかわらず，大胆にも歯科治療を行っており，その数が増加の一途を辿っているので，「私には間もなく歯の病気に悩む人の数よりも歯科医の数のほうが多くなるのではないかと思われるほどである」[*15] と嘆く。その証明としてパリの刃物屋の例を引用している。「少女の黒い斑点のある臼歯を見て，この歯は気づかぬうちに齲蝕になったものと判断した。彼はこの歯を抜こうとしたが，抜去したものは歯冠だけであった（その歯は間もなく脱落するはずの乳歯であったのだから）。彼は，歯が割れてしまったのだと思い込み，無知の故に，さらにこの歯の歯根と誤認したものを抜き取った。それはまさに萌出するばかりの永久歯であった」[*16]。

フォシャールは歯列矯正を行う手段として抜歯を行うことはまれであった。彼は様々な変形の矯正を詳細に記した一連の症例をあげている[*10]。例えば，若い神父が22歳の時にフォシャールを訪れた。神父の犬歯と切歯がひどく歯列から外れ，また非常に不恰好であった。このため何人かの歯科医に相談したが，多くは何もしないほうがよいと神父に助言していた。良い結果は期待されていなかったにもかかわらず，フォシャールは比較的容易に歯をよい位置に戻し，その状態に維持することができた[*17]。

彼の下に9歳の子どもが連れられてきた。この子どもは，永久歯が生えたときに，その位置がずれたため，舌と口唇に潰瘍を形成していた。フォシャールは問題の歯を抜去してそれ以上の変形を予防し，潰瘍の進行を阻止した。また歯肉と口唇が一部で癒着していたため，剥離後に再び歯肉が口唇と癒合するのを防ぐために，下記の水薬に浸したリント布を入れた。「バラ香水とオオバコの汁を各々2オンス（約61.18 g），白ブドウ酒を4オンス（約122.36 g），アルコールを1オンス（約30.59 g），蜂蜜を1オンスとり」すべてを一緒に混ぜ，1日4－6回用いた。患児は治療初日にかなり楽になり，ごくわずかの日数で治癒した[*18]。

フォシャールは明らかに矯正分野の専門家と見なされていたので，外科医たちが，フォシャールなら治療できると考えて歯の変形に悩む若者を連れてきた。多くの場合，このような手術は外科医の立ち会いの下で行われ，外科医たちはその結果に大変満足した。症例の多くでは，変形の原因は乳歯があまりにも長い間脱落せずに残っていたため，永久歯が歯列弓内の適切な位置に萌出することが困難になったことにあった。このため，フォシャールは乳歯を観察して永久歯が萌出しようとするときに適切な空間があることを確認する必要性や，場合によっては乳歯を抜去する必要性を強調している[*19]。

乳歯の抜歯ほどフォシャールが保守的な姿勢を見せている主題はない。

さらにフォシャールは注意深い観察を行い，なすべきことを見極め，しばしばなすべきことを首尾良く行い，あらゆる種類の不幸な後遺症を予防していたことをこれ以上明らかに示している箇所もない。

当時，歯科医の何人かは自分たちが自然を改善することができると考えがちであり，自然に乳歯が脱落しないなら，特に臼歯の場合，脱落すべき時期が来るやいなや抜歯しなければならないと信じていたことが分かる。しかし，フォシャールはこの処置に反対し，早期に乳歯を抜去することは重大な問題であり，実際には乳歯に続いて生えるはずの永久歯の萌出を妨げる可能性があると断言している。フォシャールは永久歯の萌出を援助し，歯の機能と美容のために永久歯を適切な位置に置くことが必要になる状況があると信じていた。しかし，早期の介入は利益よりも障害をもたらす可能性のほうが大きいので，代生に関して自然は上手な処理をすると信じるべきであると述べる[20]。一方で，フォシャールは，我々が適時の歯列矯正術とでも呼ぶような，早期の介入によって歯列を正常に保ち，重大になりうる合併症を予防した多数の症例を提示している[10]。

＜原綴と訳注＞
* 1 『歯科外科医』初版の原稿が完成したとされる年。
* 2 『歯科外科医』初版，第2巻，第8章，90-91頁。第2版，第2巻，第8章，96-97頁。
* 3 Etienne Bourdet（1722-1789） 第1章の*9を参照。
* 4 Joseph Fox（1776-1816） イギリスの歯科医。
* 5 Antoine Delabarre（1819-1878） フランス，パリの歯科医。
* 6 J. M. Alexis Schange（1807- ） フランス，パリの歯科医。1842年に『歯科矯正学』を発刊した。
* 7 Chapin Aaron Harris（1806-1860） 第1章の*1を参照。
* 8 John Nutting Farrar（1839-1867） 米国の歯科医。
* 9 Edward Hartley Angle（1855-1930） 米国の歯科医。矯正歯科学の確立に努め，1900年にアングル矯正歯科学校を開設した。

*10 『歯科外科医』初版，第 1 巻，第 27 章，309-330 頁。第 2 版，第 1 巻，第 28 章，351-372 頁。「変形歯や歯列不正歯に関する 12 例の観察」
*11 『歯科外科医』初版，第 2 巻，第 8 章，90-91 頁。第 2 版，第 2 巻，第 8 章，96-97 頁。「この薄片の圧迫力と支持力によって短時間で傾斜歯が矯正されるであろう」の部分に相当する記述は初版にも第 2 版にも見つからない。
*12 『歯科外科医』初版，第 2 巻，第 8 章，88 頁。第 2 版，第 2 巻，第 8 章，94 頁。この部分で，Weinberger は "those of older children" と書いているが，フォシャールは "celles des adultes" と書いているので，フォシャールにしたがって訳した。
*13 『歯科外科医』初版，第 2 巻，第 8 章，98 頁。第 2 版，第 2 巻，第 8 章，104 頁。
*14 『歯科外科医』初版，第 1 巻，第 12 章，150-151 頁，153-154 頁。第 2 版，第 1 巻，第 14 章，195-196 頁，198-199 頁。
*15 『歯科外科医』初版，第 1 巻，第 12 章，151-152 頁。第 2 版，第 1 巻，第 14 章，196-197 頁。
*16 『歯科外科医』初版，第 1 巻，第 12 章，152--153 頁。第 2 版，第 1 巻，第 14 章，197-198 頁。
*17 『歯科外科医』初版，第 1 巻，第 27 章，326-328 頁。第 2 版，第 1 巻，第 28 章，368-369 頁。
*18 『歯科外科医』初版，第 1 巻，第 28 章，330-332 頁。第 2 版，第 1 巻，第 29 章，372-374 頁。ここでフォシャールは「私はこの子供の口の中をオキシクラトンで洗浄させ，また，歯肉表面潰瘍と頬表面の潰瘍が相対している部位で再び口唇と癒合するのを防ぐために，歯肉が口唇と歯肉との間に，バラ蜜に浸したリント布をすこし入れた」と記しており，著者が書いている処方と異なる。ここに記された処方に近いものは初版，第 2 巻，第 8 章，108 頁，第 2 版，第 2 巻，第 8 章，114 頁に見られる。
*19 初版，第 2 巻，第 8 章，85-86 頁。第 2 版では記述が異なるが，第 2 巻，第 8 章，87 頁，91 頁の記載内容が近い。
*20 『歯科外科医』第 2 版，第 2 巻，第 8 章，88-92 頁。初版にこの記載は見られない。

第13章　フォシャールと歯槽膿漏

　フォシャールによる，周囲の歯肉組織の炎症を伴う歯槽の化膿に関する記述は古典である．その記述は，現代でもしばしば見られ，よく知られた歯槽膿漏の臨床像と一致する．フォシャールはここでもまたこの疾患は以前から知られていたと述べているが，本疾患の詳細な記述はフォシャールに負うものである．本疾患は現代になって認識されたものと我々は思い込みがちであった．実際，本疾患には米国人の発見者リッグス[*1]の名が冠されている．リッグスの功績はフォシャールが先行したことで減少するものではない．なぜなら，フォシャールの記述は忘れ去られてしまい，本疾患に関する調査研究は繰り返されねばならなかったからである．このような発見と再発見は医学の歴史ではむしろよく起こることである．

　フォシャールは，加筆すべきことが何も残らないほど本疾患を詳細に記述した．その記述からは，フォシャールが何も見逃していないこと，彼がある主題に集中したときは，それに関連することすべてを観察したことがはっきりと分かる．「さらにもう1種類の口腔病がある．この疾患についてはいかなる著者もまだ論述していないように思われる．また，これは他の部位を侵すことなく，歯肉，歯槽，それに歯を侵すのである．この病気に罹るのは軟らかく，蒼白になり，突出したり，腫脹している歯肉ばかりでなく，こうした変化を受けていない歯肉もまたこの病気を免れるものではない．この病気は，下顎の歯肉を下から上へ，上顎の歯肉は上から下へ，指でやや強く圧迫すると，白っぽい，少しねばねばし

た膿が歯肉から押し出されることによってそれと認められる*²。

　この膿は多くの場合,歯肉と歯槽本体との間にあり,また時には歯槽と歯根との間にある。この病変は顎の舌側よりも頬側のほうに頻繁に生じ,また上顎切歯や犬歯よりも下顎の切歯や犬歯のほうに多く生じる。しかし上顎切歯,犬歯も臼歯よりはこの病気にかかることが多い」*³（文献21）。

　もちろん,フォシャールは微生物に関して何も知らなかった。このためフォシャールは本疾患の原因が微生物にあることを示唆できなかった。とはいえ,本疾患の成因に関するフォシャールの考察を読むと不思議なほどの興味を覚える。実際に彼が述べていることは,充血を来す刺激があり,すなわち炎症の第一段階があり,そしてこの状況下で体液が発酵する,つまり腐敗するというものだから。フォシャールが「発酵」という用語を用いていることは,非常に興味深い。なぜなら,これより約1世紀前の著名な化学の父であるロバート・ボイル*⁴が次のように断言しているからである。すなわち,いつか,誰かが発酵の原因を発見するであろう,そうすれば,たぶん伝染性,感染性の病気の原因を説明できるようになるであろうと。この予言は,発酵の研究から出発したパストゥール*⁵が自然発生を否定するに至り,種々の病気を引き起こす細菌の分離に成功したときに,現実のものとなった。

　明らかにフォシャールは同じ見解であった。彼は病因について次のように述べている。「この病気の原因は,この部位に巡ってくる体液の変性が引き起こす小さい脈管の破裂,あるいは断裂にあると考えられる。この体液は隙間に流れ出て,つまり自らが食い破って破裂させたこれらの血管の周囲に溢出して,必ずその場で発酵し,そこで腐敗し,ある程度瘻孔に似た小さな潰瘍を歯肉と歯槽本体との間に,あるいは歯槽と歯根との間に形成する。ここを源として膿が,歯と歯肉縁との間から,特に指で歯肉を圧迫すると,出て来ることが観察される」*⁶。

フォシャールはさらに言葉を続け，内科的治療は効果がなく，明らかに歯が異物として作用しており，歯を抜去したときに化膿が止まり，歯肉はしっかり瘢痕形成すると述べている．結論として彼は本疾患を治癒させるためには，抜歯が必要であるが，しかし歯の喪失を防ぐためにできることは多くあると述べている．「上に述べたことから，この病気は侵された歯が口腔内から除去されてはじめて完全に治癒するのだと結論しなければならない．しかし，歯の喪失は次の方法によって回避できる．それは歯を清潔に保つことと，必要があれば，歯肉を乱切し，乾燥性，収斂性，抗壊血病性の水薬に指先を浸し，毎日歯肉を強く擦らなければならない．また毎食後，水とワインの混合液で口腔をよく漱ぎ，指で歯肉を擦りながらしっかり圧迫して膿を排泄する．この処置をしないと，膿が歯肉を破壊し，歯槽を食い尽くすので，歯は間もなく動揺し，遂には支えを失って脱落することになる」[*7]．

　第1巻の締めくくりにフォシャールは次のように記している，「歯の清掃をほとんど，あるいはまったく気にかけないことが，ふつう歯を破壊するあらゆる病気の原因となる」[*8]．食物を良く噛むことを古いフランスの諺を引用して推奨している．諺に曰く「長い間かまれた食物は半分消化されたも同じこと．胃袋を怒らせはしない」と[*9]．

＜原綴と訳注＞

* 1　John M. Riggs（1811-1885）　米国の歯科医．1867年に米国ではじめて歯周病の記載をした．
* 2　『歯科外科医』第2版，第1巻，第22章，275頁．初版にはこの記載はない．
* 3　『歯科外科医』第2版，第1巻，第22章，275-276頁．初版にはこの記載はない．
* 4　Robert Boyle（1627-1691）　イギリスの科学者，気体の圧力と体積の関係を示すボイルの法則を発見した．
* 5　Louis Pasteur（1822-1895）　フランスの化学者，微生物学者，免疫学者．酒石酸塩の問題から研究を始め，ワインが酵母による発酵でできることを明らかにし，さらに「白鳥の頸型フラスコ」を用いて微生物の自然発生を否定した．また特殊

な条件下で微生物の病原性が弱まることを発見してニワトリコレラや炭疽に対するワクチンを開発し，1885年には狂犬病ワクチンを実用化した。

*6 『歯科外科医』第2版，第1巻，第22章，276頁。初版にはこの記載はない。
*7 『歯科外科医』第2版，第1巻，第22章，276-278頁。初版にはこの記載はない。
*8 『歯科外科医』初版，第1巻，第5章，69頁。第2版，第1巻，第6章，104頁。
*9 『歯科外科医』初版，第1巻，第3章，42頁。第2版，第1巻，第4章，64頁。

第14章　フォシャールと歯の充塡

　『歯科外科医』の第2巻は歯科の手術および補綴を扱っている。この中でフォシャールは当時の歯科医療に関する優れた描写を提供している。フォシャールは歯石に特別の注意を払い，その除去を詳細に教示し，歯石には次のような種類があると記している，すなわち，柔らかく黄色のもの，硬く灰色や黒色のもの，多量の歯石が密着し，石化したものなど。フォシャールは患者の姿勢や術者の位置について事細かに記載している。右側と左側の歯に対して，また上顎歯および下顎歯の手術に関して異なる位置を指示している。彼の技術的記載の詳しさは注目すべきである。術者の親指，その他の指の位置が器具の持ち方と同様に詳細に書かれている。フォシャールはヤスリの使用法に関して完璧に記載している。歯科治療のために特に製作したヤスリについて記すとともに，手術を加える歯の隣在歯を傷つけないように片側だけに目を立てたヤスリについても述べている[*1]。フォシャールは8種類のヤスリについて述べ，それらを図示している[*1]。

　フォシャールは続けている。「口腔に使用する器具すべての中で，歯に鉛を充塡するために用いられる器具は最も丈夫に作らなければない。これらの器具は鉛を挿入し，圧迫するために，種々の方向に力を加えなければならないからである。それゆえ，これらの器具は特に柄の中にしっかり固定し，また丈夫な金輪で柄を十分保護する必要がある」[*2]。

　フォシャールはまた咬合面に充塡を行う場合には，すなわち対合歯がある場合には，これが鉛の圧縮に役立つと示唆している。すなわち「患

者が器具の上を噛んで圧縮を助ける」からである*3。

　充塡材料としての金についてフォシャールは次のように述べている。「齲窩を充塡するために，鉛や錫箔よりも金箔を使用することを好んでいる人たちがいる。もし充塡する場合に金箔が鉛箔や錫箔よりも効果がよいならば，私は金箔を使用することになんら反対しないであろうし，それであれば，金箔の代金を支払う人の好みに任せるであろう。薄い錫箔は鉛箔よりも好ましい。それは鉛のほうが速く黒くなり，あまり長持ちしないからである。ともあれ齲窩を充塡するためにはこの二つは金よりも好ましい。なぜなら錫や鉛は金よりも齲窩の中の凹凸になじみ，適合するので，齲窩がさらに侵される危険が少ないからである。加えて金は高価であり，すべての人がこのために支出する気があるわけでもなく，またそうできるわけでもない*4。

　それにもかかわらず，金には大きな治療効果があるという見解を信じ切っているような人たちは，その好みに合わせて，金を充塡に使う術者を見つけていた。しかし，実際にはその人たちは，自分たちにとって少しの価値もないものに高い代価を支払わされていたのである。というのはここに使用された金と称するものは，サフラン*5や「ゴム＝ギュット」*6などの色素にアルコールやブランデーを注ぎ，熱い灰の上にかけてつくった染料によって金色に着色して金に見せかけた錫箔，あるいは鉛にほかならないのだから。しかし，この詐欺を長い間隠し通すことができなかったので，次は錫箔，あるいは鉛箔の両面に金箔をつけ，これを金充塡と称したのである」*7。

　フォシャールは充塡用に3種の厚さの鉛箔を記している。「第1のものは紙と同じ厚さのもの，もう一つはこれより少し薄いもの，第3の箔は第2のものよりさらに薄いものである」。鉛箔を「齲窩の大きさに応じて，ある程度の長さと幅をもった小片に切る。充塡は，できれば1枚の鉛箔片で行うことが望ましい。幾枚かの箔片で充塡するとその部位にしっか

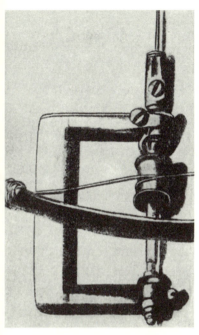

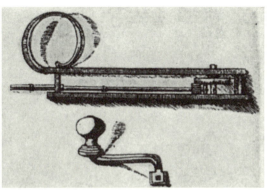

図20 ジュルダンの拡孔器

図19 フォシャールの弓錐

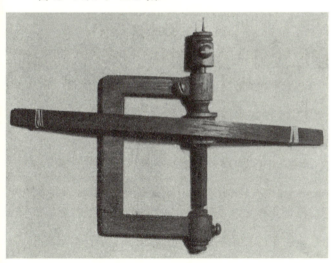

図21 フォシャールの弓錐,著者所有の複製品

り保持できず,長持ちしにくいからである」*8。

　フォシャールは患者と術者の位置および器具について詳細な説明をしている。そして歯が敏感な場合の注意もしている。すなわち,「鉛を軽く押すだけに留め,単に鉛を齲窩に填入し,短期間ここに保持させるだけにする。そして1日ないし2日後に,これを押し込み,疼痛が増強しなければ,箔を十分に圧迫してよい。このようにして歯の敏感な部分が鉛の圧迫になじんでくる」*9。

　時にフォシャールは露出した歯髄に充填することを求めているが,現在使用されている意味での覆髄法の指示は何らしていない。この処置はフィリップ・プファッフ*10が1756年に導入したものである。齲蝕物を除去するためのヤスリに加えて,フォシャールは齲窩を掘るための回転する器具について次のように記している。

　「1728年かそれ以前に,パリのある歯科医が奇妙な器具を作り,そしてこれは歯を分離するために使うことを提案した。この器具は時計職人が時計の歯車に歯をつけるために使用するヤスリに似た小さなヤスリをつけたものであった。この器具は非常に有用だと言われているが,それは他の歯から分離したいと思う歯のどの部位にでも使用できるので,そして歯科医が隣在歯に触れずに1本の歯だけを,あるいは歯の一部分だけを削るようにこの器具を操作できるからである」と*11。これはジュルダン*12の拡孔器*13について述べているのではないかと思われる。この器具は歯科エンジンの先祖と見なしうるものである。

　齲窩の準備に関する記載の中で,フォシャールは次のような興味深い注意をしている。「器具で神経を露出させることは避けられない。これは歯に引き起こされる痛みで分かるが,歯の血管から流れ出る少量の血液によっていっそうよく分かる」。このような場合には,「ただちに鉛充填しなければならない。もし遅れると続いて炎症と激しい痛みが起こり,鉛はもちろん歯までも抜去せざるをえなくなるからである」と助言して

いる*14。

　ときどき歯根管が非常に狭いため鉛充填できないことがあるが，フォシャールは手頃な錐をハンドルに取り付けた器具，弓錐*15を用いて歯根管を拡大することを提案している。すなわち，この器具を左手に持ち，右手で器具の弓を使って歯根管を拡大する。この奇妙な器具は形を変えて1世紀近く用いられることになる。

<原綴と訳注>

* 1　『歯科外科医』初版，第2巻，第4章，31-32頁，図版10-11，49-50頁。第2版，第2巻，第4章，31頁，図版10-11，50-51頁。
* 2　『歯科外科医』初版，第2巻，第6章，66-67頁。第2版，第2巻，第6章，67-68頁。
* 3　『歯科外科医』初版，第2巻，第6章，68頁。第2版，第2巻，第6章，68頁。
* 4　『歯科外科医』初版，第2巻，第6章，68-69頁。第2版，第2巻，第6章，68-69頁。
* 5　saffron，黄色の染料。
* 6　gomme-gutte, gummi gutte。シオウの木からとる黄色の樹脂（『仏和大辞典』白水社，1981）。
* 7　『歯科外科医』初版，第2巻，第6章，69頁。第2版，第2巻，第6章，69-70頁。
* 8　『歯科外科医』初版，第2巻，第6章，69-70頁。第2版，第2巻，第6章，70-71頁。
* 9　『歯科外科医』初版，第2巻，第6章，71頁。第2版，第2巻，第6章，72頁。
*10　Philipp Pfaff（1713-1766）　ドイツの外科医。1729-1744年外科軍医として勤務し，その後ベルリンで外科医院を開業。1751年頃から主に歯科診療を行うようになった。1756年に "Abhandlung von den Zahnen des menschrichen Korpers und deren Krankheiten" 『人の歯とその疾患』を刊行。
　　本書には，鑞で印象採取し，石膏を流して模型を作る方法が記載されているが，覆髄法に関する記述は見られない。
*11　『歯科外科医』初版，第2巻，第4章，30-31頁。第2版にはこの記載はない。
*12　Jourdain（?-?）　18世紀にフランス，パリで活躍した歯科医にAnselme Jourdain（1734-1815）がいるが，『歯科外科医』の第2版が発行された1746年にはまだ12歳なので，同一人物とは考えられない。
*13　原書では "porte ecarissoir" と書かれている。"ecarissoir" は現在 "équarrissoir" と

綴られる。
*14　『歯科外科医』第 2 版，第 2 巻，第 6 章，78 頁。初版にこの記載はない。
*15　弓錐。『歯科外科医』初版，第 2 巻，第 15 章，227-229 頁，図版 30，233 頁。第 2 版，第 2 巻，第 15 章，236-238 頁，図版 30，241 頁。

第15章　フォシャールと義歯

　フォシャールの記述は，手術分野に留まってはいない。『歯科外科医』の第2巻では補綴の各段階を広く扱っている。この部分の記述を見ると，フォシャールは補綴の扱いにはかなり熟練しており，同時に多くの着想を導入したことが分かる。これらの着想は導入以降，歯科補綴分野の発展にしかるべき役割を果たした。記述の中で我々は過去の要約だけでなく，将来への展望をも見ることができる。過去の要約が材料の選択に見られる，すなわち「人工歯を作るためには普通，人間の歯，セイウチの牙，カバの歯，ウシの歯，さらにはウシの骨，ウマの歯，雄ラバの歯，サイの歯，そして最もきめ細かく，最も白い象牙の中心部などを用いる」[*1]。フォシャールによれば，人間の歯とカバの歯[*2]が好ましい。「なぜならこれらには固有のエナメル質があり，このため他のどのような材料よりも長持ちし，美しい色を保持するためである」[*1]。陶歯の出現までにはなお1世紀近く待たねばならなかった[*3]。

　フォシャールは目的にかなう人工歯を作るために，雄牛の脚の骨を調整する方法を述べている。つまり，骨を輪切りにし，骨髄を除去し，切片を生石灰入りの湯で煮て脂肪分を除去する方法である。数時間煮た後，取り出した切片を昼夜外気に晒すが，夜間は切片をしめらした布で包む。春や夏であれば，露にあててから木陰で乾燥させ，切片が白く硬くなるまで繰り返す。こうして調整したウシの骨をフォシャールはカバや人間の歯がないときにのみ使用した[*4]。

　過去の要約は義歯の製作に必要な器具類を列挙する際にも見られる。

すなわち，コンパス，ネジ，ヤスリ，ノコギリ，掻き鋤，弓錐などである[5]。

他の歯科診療分野においても言えることであるが，義歯製作の方法，材料の調整法，用いる器具などを詳細かつ正確に記した人物はピエール・フォシャールが最初である。また，我々のうちの誰が現代の歯科教育，訓練，手術について，昔の巨匠フォシャールが行ったように，誠実に知的に記述できるかという問いに対しては考え込まざるを得ない。義歯の製作法は非常に素朴で未発達なものであり，適合はもっぱら患者のそばで行われた。

過去の要約はある種の技工上の方法にも見られる。フォシャールが印象採取について何ら知識がなかったことは明らかである。なぜなら著書の中に印象採取の記述が見られないからであり，また正確で注意深い記述をする人物がこれほど重要な点の記載を除外するとは考えられないからである。1684年にブレスラオのマティアス・ピュールマン[6]が印象採取と歯型の使用について記しているが，この歯科技術上重要な部分にフォシャールは気づいていなかった。そしてフォシャールは口腔内の計測についてしばしば記しているので，歯肉および歯間距離をコンパスで計測していたことは明らかである[7]。

フォシャールは，抜歯して齲蝕除去などの処置を施した後に，元の部位に戻した歯が「再び完全に固定された」一連の経験を詳細に書いている[8]。この処置はある程度今日まで続けられている。フォシャールは多くの患者での経験を語り，ある人の口腔から抜去した歯をかなりの成功率で別の人の口腔に移植することはまさしく可能であると述べている[9]。

フォシャールは，幾人もの過去の著者が歯の移植を行っていると語り，さらに彼自身も経験したことから，ある人の口の歯槽から別の人の口の歯槽に移植された歯が数年間にわたり，何の変化もなく，しっかりと安定して通常の歯の働きを十分こなすことは疑う余地がないほど明らかで

あるとしている．フォシャールは，歯がひどく崩壊していなければ，いつでも元の歯槽に戻すべきであり，特に誤抜歯した場合や歯痛が原因で抜歯した場合には再植すべきであると確信していた．後者の場合には患者は歯痛を治したうえ，自分の歯を保存できる．また前歯はいずれもこのように再植できると述べている[*9]．

フォシャールは残根上に義歯を装着することについて，また継続歯の調整法を述べている．まず，フォシャールは歯根管に鉛充塡し，次に歯根上に装着する義歯の基礎を作る．次に千枚通しを用いて充塡した鉛に穴を開ける．このとき歯根管先端を貫通しないように注意する．次いで人工歯冠から出ている釘を充塡した鉛にあけた穴に入れる．フォシャールは穴が許す限り長く太くした金製ないし銀製の釘を用いると記している[*10]．

ほぞを最終的に挿入する前に，細かい粉末にしたパテでほぞを覆い，「ほぞの端を蝋燭の火で熱し」たのち[*11]，しかるべき位置に挿入する．この目的でフォシャールが使用していたパテは次のようにして作成した．「封蝋を2オンス（約61.2 g），最上のヴェニスの松脂を0.5オンス（約15.3 g），非常に細かな粉末状の白サンゴを2オンス（約61.2 g）とる．封蝋を上薬のかかった陶製の容器に入れ，中火に掛けて熔かす．これが熔けたならば松脂を加えて撹拌し，さらにサンゴの粉を混ぜる．この混合物ができ上がったならば，これを小さな棒状に固め，使用時にこれを再び粉にして用いる」[*12]．

フォシャールは，ほぞや金線で固定した歯や人工歯列は15年ないし20年はずれることなくその位置に留まっているが，普通固定するために用いられている塗蝋布や塗蝋絹糸で固定したものは短期間しかもたないと述べている．

フォシャール以降の歯科医たちはこの天才的な発明の視野を広げただけであり，この巨匠が公開した原則は今日でも一般診療の中で一部利用

されている。フォシャールは，6本の義歯からなる人工歯列を2本のほぞで歯根に固定しているので，近代架橋義歯の先駆者と言えるのではないだろうか[*13]。

歯根が残されている症例での別の固定法は，義歯に取り付けたピンを歯根に挿入して固定するものである。穴を穿つ位置の確認は次のように行う。すなわち，細い羽根軸を歯根管に挿入して，先端が歯根管縁より少し出るようにする。この羽根軸にインクをつけ，人工歯列の基部をしかるべき位置に置くと，歯根管の位置がインクで基部に印される[*14]。縫い針を加工して作成した錐を用いて，この位置で基部に穴を穿つ。金線のほぞを基部に挿入・固定したのち，歯根管に挿入する。こうして人工歯列は固定される。しかし，これは非常に不健康な方法である。なぜなら患者はこの人工歯列を外して清掃できないからである。フォシャールの単一義歯や人工歯列の挿入法は昔からの方法と同一のように思えるが，フォシャールは義歯の作成法や固定法を詳細に記載した。これは先人たちがしなかったことである。

フォシャールはかなりの頁を口蓋栓塞子の記述に割いている[*15]。フォシャール以前には，口蓋栓塞子は栓塞板と海綿を通す軸から成っていた。海綿は栓塞板の凸面を覆い，軸の先端は小さなボルトをはめるネジが切られていた。フォシャールは口蓋栓塞子に義歯を組み合わせた装置を記載している。この装置全体は象牙を彫って作られていた。種々の口蓋栓塞子が詳細に記載されているが，機械工学の原理に基づいた賢明な構造も含まれている。このことは当時この種の装置に関して著しい進歩があったことを示している。

フォシャールは，当時ほとんど克服不能と考えられていた困難に対して天才的な工夫をした。すなわち下顎歯がまだしっかりしている場合に上顎用義歯を固定することである。この操作はあきらかに手品の一つと見なされていた。それは，有名なカプロン[*16]が患者から上顎義歯の固定

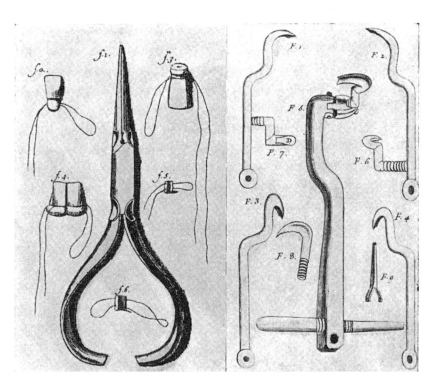

図22　結紮糸用ペンチおよびブルデ[*25]の1757年の回転歯鍵

を求められたときに，空中楼閣を築くよう頼まれたようなものだと言ったことからも分かる。フォシャールはこの問題の解決法を吸着の原理に求めた。これはフォシャールによる多くの独創的な発想の一つであり，後世の歯科臨床に重要な役割を果たした。この原理を，計測法の不完全さの故に，フォシャールが完全には適応できなかったとしても，その発想の萌芽は明らかに3個の実験的な上顎義歯に見られる。これらの義歯にはバネはなく，歯肉への完全な適合と頬からの圧力によって保持されるものであった。

　フォシャールはこの吸着原理に基づいた試作品を『歯科外科医』の第2版に記している。「上顎にもっと単純で，ただ頬と下顎歯による支持だけで保持できるような上顎総義歯を作り，装着することができる。この人工歯列は軽くなければならない。また，これは美容と発音のためだけに役立てるものである。しかし，この人工歯列になれてしまうと，私が見たように，これで噛むこともできる。この総義歯は歯肉の上にぴったり適合していなければならず，上顎の歯肉を十分に覆う幅がなければならない。そして下顎歯によく合わせると，装着している本人のほかはそれと気づかれずに，下顎歯が上顎歯列を正しい場所に戻してしまう。ごく最近私が24年以上も便利に使用してすり減った上顎義歯を作り直した。次いで別に2個を別の二人のために作ったが，これら二人も上顎歯列を有効に使用している。この種の人工歯列を装着できる状態の口腔をもった人は数少ないことは事実である。私は上述の3個しか作ったことがない。この種の上顎歯列を作ろうとする歯科医が，首尾良くこれを作成するためには，才能と巧妙さがなければならない。さらに，これは安価であり，資力が限られている人々に適している」[17]。

　ピエール・フォシャールの中に我々は芸術家と学究の人を同時に発見する。フォシャールは補綴の目的が単に失った歯を置き換えるだけでなく，失われた歯を芸術的で自然な方法で復元することであり，同時に衛

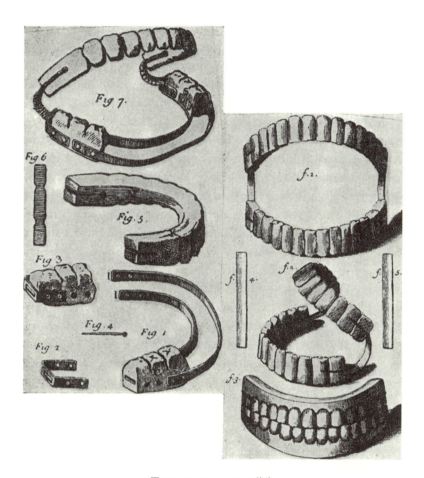

図 23　フォシャールの義歯
左図　下顎歯に合わせた金製[26]の半円形枠。この枠に上顎義歯を保持するためのバネを取り付ける。
右図　上下顎総義歯。下はエナメルを引き，人工歯肉を付けた義歯。中央左右端には平らな金属バネを示す。

生と芸術のあらゆる要求に応じられるようにすることだと理解していた。人工物は芸術によって覆い隠さなければならない。この考え方は新しいものである。パレ[*18]の弟子であったジャック・ギーユモ[*19]は1585年にヒトや動物の歯以外の材料で義歯の作成を試み，パレの義歯の形を改善して自然に近づけようとした最初の人物であった。彼は，下記の素材を含む合成材料を提唱した。すなわち，白鑞，粉砕した真珠，粉砕した白サンゴを溶かして塊を作り，これから単一義歯や義歯列をいつでも作成し，また歯の充塡に用いた。これは非常に重要な一歩である。なぜなら無機物の材料で失われた歯を補充したり，天然歯の齲窩を充塡しようとする最初の試みだからである。フォシャールの後に，デュシャトー[*20]，ド・シュマン[*21]の試行が続き，ついに1806年にフォンジー[*22]が成功する。

　フォシャールが採用したエナメルを引く処理は，たぶん崩壊しない陶製歯の先駆けであった。人工歯にエナメルを引くことについてフォシャールは次のように述べている。「私が教示した材料で，エナメル質で全体が覆われ，天然歯の色と一致するような総義歯ないし人工歯を作ることは，ほとんど不可能であるか，きわめて困難であると思われる。それゆえ，私は人工的なエナメルを見つけ，これを使用して天然歯の最も美しい上質のエナメル質を模倣し，また全部ないし部分的に置き換える歯肉の色も維持するために使用できるのではないかと考えた。この目的を果たすために，私は最も熟練したエナメル職人を訪ねて，私が知る限り，これまで誰も行おうとしなかったこと，つまり歯と歯肉の色をエナメルで模倣することについて相談した[*23]。

　天然の目は人工的に模倣され，エナメルを引いた義眼が作られている。しかし，人工歯列は義眼以上に実用的利点があるにもかかわらず，同じエナメルを人工歯列に応用することは誰一人考えなかった。そのほかに，人工歯列は，義眼と同様に，装飾に役だっており，また人工歯列は一目

見てびっくりするような身体の欠陥を修復する助けになっているのである」とフォシャールは述べている[*24]。

<原綴と訳注>

- [*1] 『歯科外科医』初版，第2巻，第13章，207-208頁。第2版，第2巻，第13章，215-216頁。
- [*2] 著者は "the teeth of the walrus"「セイウチの歯」と書いているが，フォシャールは "des dents d'hipopotame"「カバの歯」と記している。
- [*3] 1774年フランスで Duchateau が陶歯の製作を試みたが，陶材の収縮が大きいため失敗した。その後，改良を続けて1789年に陶歯製造法の特許権を得たが，フランス革命が勃発したため，英国ロンドンに渡り，陶歯を実用化した。しかし，これはもろかったため普及しなかった。1808年パリの歯科医 Dubois-Foucou が改良した陶歯の製造法を公表した。また1808年パリで歯科診療を行っていた Fonzi が陶製個別歯（鉱物性人工歯）の製造法を発表して近代的な義歯製作への第一歩が始まった。
- [*4] 『歯科外科医』初版，第2巻，第14章，224-225頁。第2版，第2巻，第14章，233-234頁。
- [*5] 『歯科外科医』初版，第2巻，第15章，226-236頁，図版29-33。第2版，第2巻，第15章，235-240頁，図版29-33。
- [*6] Mathias Gottfried Purmann（1648-1721）ドイツの外科医。本間邦夫訳『歯科の歴史』には「Purmann はそれゆえ，顎骨のろう型を採ったのではなく，まず作成すべき代用品の模型を作り，次にこの模型をもとにして職人が彫刻したのであった」と書かれている（195頁）。
- [*7] 印象採取法に関してはドイツの外科医 Philipp Pfaff（1713-1766）が1756年発行の著書に記している。14章の*7を参照。
- [*8] 『歯科外科医』初版，第1巻，第29章，334-341頁。第2版，第1巻，第30章，375-382頁。
- [*9] 『歯科外科医』初版，第1巻，第29章，342-350頁。第2版，第1巻，第30章，383-391頁。
- [*10] 『歯科外科医』初版，第2巻，第13章，216-221頁。第2版，第2巻，第13章，224-226頁。
- [*11] 『歯科外科医』初版，第2巻，第13章，219頁。第2版，第2巻，第13章，227頁。ここでは「ほぞの反対端を蝋燭の火で熱しながら」と書かれている。
- [*12] 『歯科外科医』初版，第2巻，第13章，221頁。第2版，第2巻，第13章，229-230頁。
- [*13] 『歯科外科医』初版，第2巻，第16章，244-246頁，図版35, f4。第2版，第2

巻，第 16 章，252-254 頁，図版 35, f4。
*14 『歯科外科医』初版，第 2 巻，第 16 章，246-247 頁。第 2 版，第 2 巻，第 16 章，254-255 頁。
*15 『歯科外科医』初版，第 2 巻，第 20 章～第 23 章，285-331 頁，図版 38 ～図版 40。第 2 版，第 2 巻，第 20 章～第 23 章，292-338 頁，図版 38 ～図版 40。
*16 Jean-François Caperon (？-1763) Ludwig15 世付きの宮廷歯科医。
*17 『歯科外科医』第 2 版，第 2 巻，第 25 章，図版 42 の説明中 352-353 頁。初版にこの記載はない。
*18 Ambroise Paré (1510-1590) フランスの外科医。床屋外科医から出発して，従軍中の経験から新しい銃創治療法や血管結紮による止血法などを考案した。学術書はラテン語で記述するという当時の風習に反してフランス語で書かれた『パレ全集』は，パレの死後も版を重ね，されにラテン語，オランダ語，ドイツ語，英語に翻訳された。なお，オランダ語版の一部が日本語に訳された。
*19 Jacques Guillemeau (1550-1613)
*20 Francois-Thomas Duchâteau (1751-1829) フランス，パリの薬剤師。1774 年陶製義歯を作製した。
*21 Nicolas Dubois de Chemant (1753-1824) フランス，パリの歯科医。Duchâteau から陶製義歯の製作法を聞き知り，自ら陶製人工歯を製造して「腐敗しない義歯」という謳い文句で成功を収めた。
*22 Guiseppangelo Fonzi (1768-1840) フランスの宮廷歯科医。陶製人工歯の製法を研究して，その成分の配合を 1808 年に公表した。
*23 『歯科外科医』初版，第 2 巻，第 19 章，276-277 頁。第 2 版，第 2 巻，第 19 章，283-284 頁。
*24 『歯科外科医』初版，第 2 巻，第 19 章，277-278 頁。第 2 版，第 2 巻，第 19 章，284 頁。
*25 Etienne Bourdet (1722-1789) 第 1 章の *9 参照。
*26 Weinberger は gold crib と書いているが，フォシャールの著書には「私が婦人のために一部は銀製で，一部は骨製の装置をつくり上げるということで，意見が一致した」(第 2 版，第 2 巻，第 25 章，図版 42，345 頁) と書かれている。ただし，第 2 版，第 2 巻，第 24 章，図版 41，342 頁で図示された上顎総義歯を支える下顎歯用半円形枠は金製と書かれているので，Weinberger が混同したものと思われる。

第16章　フォシャールの恩恵

　どの世代でも先人たちの努力を，そして先人の努力が自分たちの力に大いに貢献していることを忘れがちになるようである。しかし，今の歯科医の世代は近代歯科医学の基礎を非常に立派に築きあげた人物がピエール・フォシャールであることを決して忘れることができない。今日の歯科医学はフォシャールが抱き続けていた目標のいずれをも超えて進歩したが，それは彼の生涯と仕事，確実な手腕，優れた観察力，さらに当時の歯科医学にとって役立つものすべてを収集し，分類・整理し，解釈する超人的な能力のおかげである。

　フォシャールの名声が因って来たるところは，彼の記念すべき著書『歯科外科医』にある。確かに，本書は，これまで書かれた歯科学書の中で最も重要なものである。今日でさえ，本書は探求的な歯科医にとってなお有用な情報の宝庫である。本書が発行されるや，それまで手仕事でしかなかったものを一つの職業として確立する革命が始まった。フォシャールが当時の有用な歯科医学の知識を収集し，そこにフォシャール自身ならびに彼の同時代人の優れた技術をも含めて発行したことには，当時の既得権益層からの反発がなかったわけではない。彼らは，科学的知識を発見者の利益のためだけに利用する一種の企業秘密と見なしていたからである。フォシャールは本書によって引き起こされた反発を決然として無視した。医学書にならって，フォシャールは医学界の古くからの伝統に自分自身とその業績を捧げたのであった。つまり，すべての職業的知識は悩める人々への奉仕のために使用する神聖な預かり物として

共有されなければならないという伝統にである。情報の秘匿，発明の特許保有，市場のあらゆる方策，金銭勘定などは，医学的職業では長い間非倫理的なものと考えられてきた。フォシャールは歯科医療において上記の事々を不適切なものとした。その結果，時を経ずして歯科医療は手仕事から職業の時代に入った。

　フォシャールの無欲な態度が他の人々にも知識を共有する気持ちを起こさせた。間もなく，講演，書籍，雑誌の記事などによって，以前は少数の特別な者が独占していた知識が社会的地位の低い歯科医のもとにも届き始めた。こうして歯科医療は，もっぱら収益が就業の動機となっていた手仕事から，患者の利益を医療者の収益より優先する職業に姿を変えたのであった。

　フォシャールは十分な成果をあげた。感謝される専門職と豊かな人間性の故に今日フォシャールの名は，彼が歩んでいた時代にはるかに高い身分にあってもったいぶっていた指導者や国王の名前よりも上位に置かれている。フォシャールの業績は色あせていない。現在，歯科教育者はフォシャールの名の下に集まって，フォシャールがはじめて記載した着想について議論し，それを広めている。彼の着想は今なお科学的歯科医学において素晴らしい発想なのである。

　その技術力と洞察力の故に，何万人もの歯科医がフォシャールを近代歯科医学の創設者と認めている。フォシャール以降は，きわめて多数の人々が，それ以前よりも幸福になっている。それは，フォシャールが著した人の生命に関わる書物が，オスラー[*1]が述べているように「最終的に自然を克服したという喜ばしい報告であり，それによって多数の同胞を病気や死から救った」からである。

＜原綴と訳注＞
＊1　William Osler（1849-1919）　カナダ生まれの内科医師。カナダ，モントリオー

ルの McGill 大学で M.D. の学位を得たのち,ロンドン,ベルリン,ウィーンで学び,1874 年母校に戻り,翌年教授に就任した。1884 年にカナダを離れ,Pennsylvania 大学教授,後に Johns Hopkins 大学教授となり,ベッドサイド教育を導入するなど,医学教育の革新にも貢献した。(http://www.medicalarchives.jhuni.edu/osler/biography/htm)

原著者の文献リスト

A Selected Bibliography

BOOKS AND MONOGRAPHS

1. AUDIBRAN, JOSEPH, *Traité historique et pratique sur les dents artificielles incorruptibles, contenant les procédés de fabrication, et d'application* (Paris, 1821).
2. BOISSIER, RAYMOND, *L'évolution de l'art dentaire de l'antiquité à nos jours* (Paris, 1927).
3. CARABELLI, GEORG, *Systematisches Handbuch der Zahnheilkunde* (Vienna, 1844).
4. DAGEN, GEORGES (Montcorbier), *Documents pour servir a l'histoire de l'art dentaire en France, principalement à Paris* (Paris, 1926).
5. GEIST-JACOBI, GEORGE PIERCE, *Geschichte der Zahnheilkunde vom Jahre 3700 v. Chr. bis zur Gegenwart* (Tübingen, 1896).
6. GODON, CHARLES EDOUARD, *L'évolution de l'art dentaire* (Paris, 1901).
7. GRIMARD, E., *Curiosites historiques de l'art dentaire* (Bordeaux, 1905).
8. GUERINI, VINCENZO, *A History of Dentistry from the Most Ancient Times until the End of the Eighteenth Century* (Philadelphia, 1909).
9. JACOBY, ERNST, *Pierre Fauchard, sein Werk und seine Bedeutung für die Entwicklung der Zahnheilkunde* (Berlin, 1920).
10. KOCH, CHARLES R. E., *History of Dental Surgery*, 2 vols. (Ft. Wayne, 1910).
11. KOLLIN, SIEGFRIED, *Der Stand der Zahnersatzkunde zu Fauchard's Zeit* (Berlin, 1921).
12. LEMERLE, L., *Notice sur l'histoire de l'art dentaire depuis les temps plus reculés jusqu'à nos jours suivie du Catalogue de*

Pierre Fauchard

l'exposition rétrospective de l'art dentaire organisée par l'Ecole dentaire de Paris à l'Exposition universelle de 1900 (Paris, 1900).
13. LINDERER, JOSEPH, *Die Zahnheilkunde nach ihrem neuesten Standpunkte* (Erlangen, 1851).
14. SERRE, JOHANN JAKOB JOSEPH, *Abhandlung über die Flüsse und Entzündungen, von denen die geschwulsten oder zahnfleischgeschwüre herrühren; nebst einer gründlichen underlegung des Vorurtheiles, dass bey flüssen oder entzündungen der Zahn, der sie verursachet, nicht herausgenommen werden solle* (Wien and Leipzig, 1791).
15. SERRE, JOHANN JAKOB JOSEPH, *Praktische Darstellung aller Operationen der Zahnarzneikunst, nebst Anwendung der Instrumente derselben, etc.* (Berlin, 1804).
16. STRÖMGREN, HEDVIG LIDFORSS, *Die Zahnheilkunde im achtzehnten Jahrhundert* (Copenhagen, 1935).
17. SUDHOFF, KARL FRIEDRICH JAKOB, *Geschichte der Zahnheilkunde* (Leipzig, 1926).
18. SUE, PIERRE, JR., *Éloge historique de M. (Jean) Devaux, célèbre chirurgien de ce siècle; avec des notes et un extrait raisonné de ses différens ouvrages* (Amsterdam and Paris, 1772).
19. TAYLOR, JAMES ANDERSON, *History of Dentistry* (Philadelphia, 1922).
20. WEINBERGER, BERNHARD WOLF, *The Life of Fauchard*. Written for the Fauchard Memorial Committee (Philadelphia, 1930).
21. WEINBERGER, BERNHARD WOLF, *Orthodontics; an historical review of its origin and evolution*, 2 vols. (St. Louis, 1926).

MAGAZINE ARTICLES

22. BOCK, JULIUS, "Die historische Entwicklung der Stiftzähne, Kronen und Brückenarbeiten," in *Deutsche Zahnheilkunde*, 56:8-12, 30-31 (1922).
23. BRUCK, W., "Die konservierende Zahnheilkunde bei Pierre Fauchard," in *Deutsche Monatsschrift für Zahnheilkunde*, 5:321-332 (1914).
24. DAGEN, GEORGES (MONTCORBIER), "Pierre Fauchard, Son Bicentenaire," in *La Semaine Dentaire* (1923).
25. DAGEN, GEORGES, "La vie privée des anciens dentistes français," in *La Semaine Dentaire*, 11: 15:331-334 (April 14, 1929).
26. DAGEN, GEORGES, "Le Bretagne et ses dentistes," in *Cadmus*, 15: 15-18 (June, 1932).

A Selected Bibliography

27. DAGEN, GEORGES, "La vie de Fauchard," in *Cadmus*, 27:17-23 (1934).
28. DAGEN, GEORGES, "Ou est ne Fauchard?" in *Cadmus*, 34:16-20 (May, 1936).
29. DAGEN, GEORGES, "At'on retrouvé le lieu de naissance de Fauchard," in *Cadmus*, 36:9-14 (November, 1936).
30. DAGEN, GEORGES, "Pierre Fauchard," in *The Apollonian*, 13:190-202 (1938).
31. DAGEN, GEORGES, "La Demeure de Fauchard?" in *Le Baume d'acier*, No. 23.
32. DENTON, GEORGE B., "The Most Famous Dental Book," in *Journal of Medical Library Association* (1936).
33. GREVE, H. CHRISTIAN, "Fauchard und seine Zeit," (Reply to Lejeune's "War Fauchard Zahnarzt?") in *Deutsche Zahnarztliche Wochenschrift*, 34:1300-1308 (1931).
34. JACOBSEN, CHR., "Pierre Fauchard og hans Vaerk 'Le Chirurgien Dentiste,'" in *Tandlægebladet*, 32:10:595-609 (1928).
35. KIRK, EDWARD C., "Discussion of Paper on Fauchard by Charles McManus," in *Dental Cosmos*, 50:80-82 (January, 1908).
36. KIRK, EDWARD C., Editorial, in *Dental Cosmos*, 65:881-885 (August, 1923).
37. KOWARSKY, M. O., "Pierre Fauchard (1690-1762)," in *Odontologia i Stomatologia*, 4:58 (1929).
38. LEJEUNE, FRITZ, "Geschichte der Zahnheilkunde," in *Fortschritte der Zahnheilkunde*, 3:1175-1176 (1927).
39. LEJEUNE, FRITZ, "War Fauchard Zahnarzt?" in *Arbeiten der deutschnordischen Gesselschaft fur Geschichte der Medizin, der Zahnheilkunde und der Naturwissenschaften*, no. 8 (1931).
40. LINDSAY, LILIAN, "Notes on the Evolution of Mechanical Dentistry," in *British Dental Journal*, 47:1010-1011 (September, 1926).
41. MCMANUS, CHARLES, "Pierre Fauchard," in *Dental Cosmos*, 49:1233-1245 (December, 1907).
42. PLATSCHICK, B., "L'Oeuvre de Pierre Fauchard dans la Prosthèse Dentaire," in *Transactions of the Fourth International Dental Congress*, 3:242-248 (1905).
43. PRINZ, HERMANN, "Pierre Fauchard and his Works," in *Dental Cosmos*, 65:827-830 (August, 1923).
44. PROSKAUER, CURT, "War Fauchard 'Dentist'?" in *Mitteilungen der Zahnarztekammer für Preussen*, 13:48 (1930).

Pierre Fauchard

45. TRUEMAN, WILLIAM H., "Fauchard. Prophylactic Dentistry a Century and a Half Ago," in *Dental Practitioner and Advertiser*, 29:98–103 (July, 1898).
46. TRUEMAN, WILLIAM H., "Dental History; the Suction Principle Discovered by Fauchard," in *Dental Review*, 15:213–214 (1901).
47. TRUEMAN, WILLIAM H., "The Rise and Progress of our Profession's Educational Interest," in *Dental Brief*, 7:676–680 (December, 1902).
48. TRUEMAN, WILLIAM H., Discussion, in *Transactions of the Fourth International Dental Congress*, 1:35–37 (1905).
49. VIAU, GEORGE, "Apropos of a Portrait of Pierre Fauchard," in *Transactions of the Fourth International Dental Congress*, 1:31–34 (1905).
50. VIAU, GEORGE, "La vie de Pierre Fauchard," in *Congress du trentenaire de la creation du titre de chirurgien-dentiste et bi-centenaire de Fauchard* (December, 1922).
51. VIAU, GEORGE, "The Life of Pierre Fauchard," in *Dental Cosmos*, 65:798–808 (August, 1923).
52. VIAU, GEORGE, "The Manuscript of Fauchard," in *Dental Cosmos*, 65:823–827 (August, 1923).
53. VIAU, GEORGE, "Le Manuscript de Pierre Fauchard," in *L'Odontologie et la revue internationale d'odontologie*, p. 389–396 (June, 1925).
54. WALSH, JAMES J., "Fauchard, the Father of Modern Dentistry," in *Dental Cosmos*, 65:809–823 (August, 1923).
55. WEINBERGER, BERNHARD WOLF, "Dental Literature, its Origin and Development," in *Journal of Dental Research*, 6:305–388 (December, 1926).
56. WEINBERGER, BERNHARD WOLF, "The Educational Evolution of the Dental Surgeon," in *Dental Cosmos*, 71:521–524, 565–575 (May and June, 1929).
57. WEINBERGER, BERNHARD WOLF, "Jean Pierre le Mayeur in America," in *Dental Cosmos*, 76:569–578 (May, 1934).

訳者の参考文献

Pierre Fauchard Le chirurgien dentiste ou traité des dents Jean Mariette Paris 1728.
Pierre Fauchard Le chirurgien dentiste ou traité des dents Pierre-Jean Mariette Paris 1746.
André Besombes, Georges Dagen Pierre Fauchard et ses contemporains Société des publications médicales et dentaires Paris 1961
Georges Dagen Points obscures de la vie de Fauchard Revue française d'Odonto-Stomatologie 1961: 8; 170-178.
Bernhard Wolf Weinberger Jean Pierre Le Mayeur in America - No longer the man of mystery (1781-1789 in America) Dental Cosmos 1934: 76; 569-578.

中原　泉　フォシャール探求　書林　東京　1986
中原　泉　歯科医学史の顔　学建書院　東京　1987
本間邦則　歯学史概説　医歯薬出版　東京　1971
正木　正　新編歯科医学概論　医歯薬出版　東京　1975

Walter Hoffmann-Axthelm　本間邦則訳　歯科の歴史　クインテッセンス出版　東京　1985
髙山直秀訳　ピエール・フォシャール歯科外科医　医歯薬出版　東京　1984
髙山直秀訳　プファッフ　人の歯とその疾患　大井書店　東京　1998

訳者あとがき

　18世紀のフランスの歯科医ピエール・フォシャールは「近代歯科医学の父」といわれ，どの歯科学史の本にも名前が挙げられている人物であるが，その業績に関しては部分的にしか記されていない。フォシャールの唯一の著書である "Chirurgien Dentiste"『歯科外科医』は 1728 年に初版，1746 年に 2 版，1786 年に 3 版が出版されているが，いずれも稀覯本で簡単に手にとって読むことはできない。日本では 1984 年に 2 版の訳本が『フォシャール歯科外科医』と題して出版されたが，限定版であったうえすでに絶版となって入手困難である。訳本の本文は B5 判 2 段組で 330 頁あり，たとえ入手できても簡単に読了できるものではない。したがって，フォシャールの業績を全体にわたって知り，その業績が歯科学の発展において占める位置やその意義について知ることはきわめて困難であった。

　このため，訳者はフォシャールの略歴やその業績の価値に関して全般的に書かれた解説本の必要性を感じていた。そうした中で米国の Pierre Fauchard Academy から "Pierre Fauchard Surgeon-Dentist" という本が 1941 年に発行されていることを知った。著者は矯正歯科学，歯科医史学の大御所 Bernhard W. Weinberger であった。図版が多く，本文が 95 頁の本で，フォシャールの経歴，私生活から歯科教育や歯科学各分野の発展に果たした役割などが簡潔に記載されており，フォシャールの入門書としては最適だと思われた。すぐに翻訳して紹介したい気もあったが，歯科臨床の実際を知らない者が翻訳するには荷が重すぎると感じたため，長期間本棚に眠っていた。しかし，退職して病院を離れたことを機会に，日本

歯科医史学会例会で上記著書の内容を少しずつ紹介しつつ，翻訳を始めた。

　Weinbergerはフォシャールの著書からの多くの部分を引用して英訳しているが，具体的にどの章から引用したものかは記載がないため，引用箇所ごとにフォシャールの著書の初版と第2版のどの部分から引用されたものかを探し，和訳時に仏文を参考にするとともに，訳注に引用箇所を記した。この作業により原書の誤りをいくつか発見し，訳注で説明した。原書中には多数の人名が記されている。調べられる範囲内で訳注に簡単な説明をつけたが，訳者には調べようのない人名も少なくなかった。これらの人名に関しては原書に書かれている綴りを「原綴と訳注」の中に記して読者諸氏の検索の便を図った。

　訳者の力不足のため，訳文は必ずしも読みやすくはないが，読了していただければ，これまでの歯科医学史の成書からは得られなかったフォシャールの姿を知ることができると確信している。本訳書がフォシャールの理解に役立つことを祈っている。

　2015年9月吉日

髙山　直秀

＜著者略歴＞

髙山　直秀（たかやま・なおひで）

1944 年　東京都生まれ
1968 年　千葉大学医学部卒業, 1972 年千葉大学大学院医学研究科修了
　　　　国立千葉病院小児科, 東京大学医学部附属病院分院小児科を経て
1977 年　東京都立駒込病院小児科勤務
1983 年　同病院小児科医長, 2003 年同病院小児科部長
1993 年　日本歯科医史学評議員
2009 年　東京都立駒込病院定年退職, 同病院小児科非常勤医師
2014 年　同病院小児科非常勤医師定年退職
2014 年　日本歯科医史学会理事

＜著書, 訳書など＞
ピエール・フォシャール『歯科外科医』医歯薬出版　東京　1984
プファッフ　『人の歯とその疾患』大井書店　東京　1998
『ペットとあなたの健康』（共著）　メディカ出版　大阪　1999
『ヒトの狂犬病』時空出版　東京　2000
アンブロワズ・パレ『歯科口腔病医学　補整・矯正・義肢論』デンタルフォーラム　東京　2000
『子どもと育てる飼育動物』（共著）　メディカ出版　大阪　2001
ハンター『人の歯の博物学』デンタルフォーラム　東京　2004
「ヒトと動物の狂犬病」（狂犬病教育ビデオ）　時空出版　東京
『海外渡航者のための予防接種と感染症の知識』（共著）　時空出版　東京　2013
『海外渡航者のための予防接種と感染症の知識』（共著）　改訂新版　時空出版　東京　2014
『ヒトの狂犬病』改訂新版　時空出版　東京　2015

概説　ピエール・フォシャール　歯科外科医

2015 年 11 月 15 日　第 1 刷発行
著　者　髙山直秀
発行者　藤田美砂子
発行所　時空出版 ㈱
〒 112-0002　東京都文京区小石川 4-18-3
電話　03(3812)5313
http://www.jikushuppan.co.jp
印刷・製本　モリモト印刷(株)

Ⓒ 2015 Printed in Japan ISBN978-4-88267-062-9

落丁, 乱丁本はお取替えいたします